La Force de Changer

24 conseils pour optimiser sa vie

PIERRE-HUGUES GEOFFROY

ISBN: 1537112430
ISBN-13: 978-1537112435

SECTION 3 - POURQUOI ÇA NE FONCTIONNE PAS?

Avant-propos

J'ai toujours pensé qu'il me serait impossible d'atteindre mes buts. Impossible de gagner lorsque je pratiquais le taekwondo. Impossible de me démarquer lorsque j'ai commencé comme entraîneur personnel. Impossible de voyager et de découvrir le monde. Pourtant, je suis né dans une bonne famille avec des valeurs que je considère importantes. Même avec ce nid familial solide, je ne me sentais pas capable d'avoir confiance en ce que je pensais et ce que je faisais. Je n'avais pas confiance en mes moyens. Je sentais que quelque chose m'échappait. À cause de ce manque de confiance, j'ai longtemps eu l'impression que je ne vivais pas la vie comme elle mérite d'être vécue. Je me sentais constamment exposé au jugement de tous et j'avais rarement l'impression de prendre la bonne décision, peu importe la sphère de ma vie. Pour en arriver aujourd'hui à avoir une meilleure confiance en moi et mes projets, j'ai dû travailler sur mes croyances, ma manière de penser, mes comportements, mes émotions et ma façon de voir les choses.

Mon adolescence (disons que j'ai terminé mon adolescence à 23 ans!) a été assez paradoxale. D'un côté, j'étais athlète de haut-niveau en taekwondo et j'étais talentueux. De l'autre, comme je n'avais pas confiance en qui j'étais, je consommais de l'alcool et de la drogue de façon excessive. Je n'étais pas tellement cohérent comme personne. J'avais un manque de confiance tel que j'avais de la difficulté à savoir ce que j'aimais vraiment, à exprimer mes opinions et mes émotions, à rencontrer des filles, ou à m'inclure dans un cercle d'amis valorisant. Au fond, je ne me permettais pas d'être vraiment moi-même. J'agissais en fonction de l'approbation des autres. Je voulais être accepté. Je croyais devoir faire plaisir à mes parents, à mes amis, à mes soeurs, à tout le monde. Avec du recul, je me rends compte que j'ai eu peur toute ma vie de montrer qui j'étais par peur d'être jugé et pointé du doigt.

À 21 ans, j'ai commencé à travailler dans les gyms et à évoluer à travers ma carrière d'entraîneur personnel. Je terminais mon baccalauréat en intervention sportive et je travaillais dans une grande chaîne de conditionnement physique. Dès mes premiers mois de travail, j'ai réalisé que modifier des habitudes de vie et des comportements, c'est vraiment complexe. J'ai donc commencé une formation en Programmation Neuro Linguistique[1] dans le but d'aider mes clients à mettre les changements en place. Cette formation a été pour moi une vraie révélation.

J'ai compris que peu importe qui vous croyez être en ce moment et peu importe ce que

---

[1] La Programmation Neuro Linguistique (ou PNL) est une forme de coaching de vie basée sur différentes techniques inspirées de grands psychanalystes. Celles-ci permettent de changer différents comportements ou croyances limitantes dans la vie d'un individu.

vous vous croyez capable de faire, ce n'est pas la réalité. Ce n'est qu'une conception que vous vous êtes créée au fil du temps. Cette conception, elle est soit aidante, soit limitante. Vous êtes la seule personne pouvant décider de changer ces conceptions à votre avantage. Vous avez donc le pouvoir d'accomplir tout ce que vous voulez. La seule vraie limite qui existe, c'est vous qui vous l'imposez. Si j'ai pris cette formation pour mieux guider mes clients dans leur démarche, j'ai réalisé que j'avais vraiment besoin de faire du travail sur moi!

Ainsi, une transformation n'est pas toujours frappante aux yeux de tous. Une vraie transformation, ça se passe à l'intérieur. Ça se produit lorsque nous trouvons la force de changer notre façon de penser, nos croyances et nos comportements limitant l'atteinte de nos rêves. En ce sens, si vous demandez à mon entourage si je me suis réellement transformé de mes 20 ans à aujourd'hui, vous n'auriez pas de réponses franches. La vraie transformation s'est produite à l'intérieur de moi.

J'espère que ce livre saura vous donner un seul outil. Une seule phrase. Un seul concept. Créer un déclic. J'espère vous transmettre une seule idée qui saura faire la différence pour vous. Qui vous donnera la force de changer les éléments conscients ou inconscients de votre vie qui vous limitent. La force de changer les comportements négatifs en habitudes gagnantes. La force de mettre en lumière votre vraie personne. J'espère qu'il vous donnera la force de changer.

Note au lecteur

Je crois que la réussite d'une telle démarche repose sur la subtilité de plusieurs facteurs. Dans la première section du texte, j'ai tenté de démontrer et d'expliquer cette subtilité en me basant sur mon expérience et mon vécu avec mes clients. Je nuance donc énormément mes propos, car je sais que nous expérimentons tous notre démarche de la santé de façon différente.

Par contre, dans la deuxième section, c'est assez direct. Si je crois que de manger moins de sucre est quelque chose de primordial sur notre santé, je ne tourne pas autour du pot. Vous verrez donc le ton du texte changer un peu au fil de votre lecture. Et pour bien comprendre la subtilité de la mise en place de cette nouvelle habitude, vous devrez vous référer aux différents chapitres de la section 1.

Pour tirer le maximum de ce livre, je vous invite à prendre le temps de bien lire chacune des sections et de faire les exercices proposés. En aucun cas une démarche ne doit être ressentie de façon trop brusque pour quelqu'un, alors respectez votre rythme. Au fur et à mesure où vous lirez les concepts, essayez de voir leurs applications dans votre vie. Essayez de faire le pont entre les concepts et ce que vous vivez. Mettez votre attention sur votre discours interne, vos émotions et votre façon de réagir à certaines situations. Gardez en tête que pour obtenir des résultats différents, vous devrez agir et penser de façon différente. Et pour changer, vous devez d'abord prendre conscience de ce qui fonctionne moins bien.

Introduction

Au moment où j'écris ces lignes, je commence ma dixième année en tant qu'entraîneur personnel. Je vous dis entraîneur pour que cela reste simple, mais dans les faits, je considère mon travail beaucoup plus large que la simple programmation d'exercices.

Pour que mes clients puissent implanter le plan de match qui leur permettra d'atteindre leurs objectifs à court et à long terme, je dois prendre en compte une multitude de facteurs.

Mes premières années à travailler en tant qu'entraîneur ont été basées sur le mouvement: soulever plus lourd, perdre plus de poids, prendre plus de masse musculaire, courir plus vite, ou plus longtemps. Au fil du temps, mon rôle a évolué. J'ai réalisé que les exercices sont rarement la cause d'un échec. C'est la façon dont nous allons intégrer le plan de match qui est le vrai « challenge ».

Je me suis rendu compte qu'amener le changement dans la vie d'une personne, c'est complexe. Pas compliqué, mais complexe. Si construire un avion est compliqué, transformer des vies, c'est complexe. Pour bien comprendre la différence entre les deux, la construction d'un avion, c'est compliqué. Nous devons apprendre à poser un nombre précis de rivets, à distance égale, avec une pression constante. Il faut bien lire les devis, bien positionner les structures, etc. Si vous tentiez votre chance pour construire un avion, vous trouveriez cela probablement trop compliqué pour être capable de le faire. Changer des habitudes, c'est complexe. C'est une multitude de systèmes physiques, mentaux, émotionnels et spirituels qui interagissent entre eux... et ils agissent de façon très différente pour chaque personne. C'est donc impossible de proposer exactement la même chose de la même façon pour deux clients différents. En effet, le principe de faire de l'activité physique 3 à 4 fois 45 minutes par semaine est tellement simple! Mais combien complexe à mettre en place pour la plupart des gens! C'est en ce sens que je différencie compliqué et complexe et c'est pourquoi je considère mon travail plus large que la simple programmation d'exercices.

Lorsque j'ai commencé ma carrière, j'étais entraîneur personnel dans une grande chaîne de conditionnement physique. Je travaillais à temps plein et j'étudiais à temps partiel. (Et pendant un certain temps, je m'entraînais aussi à temps plein. Je ne referais jamais ça!) Le taekwondo m'a amené une certaine discipline. J'étais non seulement travaillant, mais aussi très perfectionniste. J'aime le travail bien fait. J'aime quand ça marche. J'aime quand mes actions ont un impact. En ce sens, lorsque je rencontre un nouveau client, nul besoin de vous dire qu'il faut que ça marche. Je suis embarqué dans le domaine de l'entraînement avec l'intention utopique de changer chacune des vies qui arrive entre mes mains. Par contre, après avoir terminé ma première année et demie de pratique, je ne me sentais pas capable de créer l'impact que je recherchais. J'ai progressivement dressé des constats qui me suivent encore aujourd'hui dans le perfectionnement de mon approche.

***

Constat #1
CHAQUE PERSONNE EST UNIQUE. IL FAUT DONC PROPOSER UN PLAN DE MATCH UNIQUE POUR CHACUN.

Mes programmes d'entraînements étaient, pour l'expérience et les connaissances que j'avais, conçus avec la plus grande attention possible. Je m'assurais que toutes les variables étaient manipulées avec soin: séries, répétitions, tempos, repos, sélection d'exercices, fréquence d'entraînement, etc. Je remettais chaque programme tel un artiste affichant son oeuvre d'art fièrement créé. Cependant, j'ai réalisé que même en y mettant tout l'effort du monde, si la personne ne vient pas s'entraîner, ça ne donne rien. Toutes les connaissances, les intentions, et le temps mis à bâtir ce programme ne valent rien, car la personne n'est pas en mesure de mettre en place le programme dans sa vie.

J'ai donc étudié la PNL (Programmation Neuro Linguistique) pour être en mesure de mieux comprendre ce que vivaient mes clients. Je pouvais ainsi adapter mon discours et mon approche à la vie de ceux-ci. Si le client ne mettait pas en place le programme dans sa vie, ce n'était pas le programme en soi le problème, mais la perception que mon client avait de sa démarche. (Ou toute autre variable nuisible à la mise en place du programme: stress, manque de temps, fatigue, manque de motivation, environnement familial ou social, etc.)

Ainsi, à travers le langage, le non verbal et les discussions plus personnelles, je suis capable de mieux saisir les difficultés qui empêchent la personne de changer ses habitudes de vie. Je suis devenu mieux outillé pour transformer les pensées, les comportements et les croyances qui empêchent la personne de mettre en place le programme dans sa vie.

***

Constat #2
POUR OPTIMISER LES RÉSULTATS, LE CORPS DOIT FONCTIONNER DE FAÇON OPTIMALE

Même si j'ai réussi mon cours d'anatomie à l'université, j'ai reçu très peu de formation pratique au niveau du mouvement et de la posture. C'est-à-dire que j'ai compris où s'attachent la plupart des muscles du corps humain et ce qu'ils font comme action. Lorsque mes clients ressentaient de la douleur où lorsqu'ils n'étaient pas capables d'effectuer un mouvement, je possédais très peu d'outils pour résoudre la problématique. Je comprenais trop peu de choses à mon goût.

Tous les entraîneurs doivent composer avec des douleurs chroniques et des déséquilibres musculo-squelettiques. Cette composante est trop importante pour être ignorée. Il y a trop de situations où je ne savais pas quoi répondre ou quoi faire. Il y a un écart trop grand entre celui de l'entraîneur et du physiothérapeute, et entre celui du physiothérapeute et de l'entraîneur. Il devait y avoir un moyen de combler un écart réaliste entre les deux.

Je me suis donc rendu en Californie où j'ai suivi plusieurs formations me permettant d'évaluer la posture et de mieux comprendre le mouvement humain. Je saisi mieux le lien entre la posture, les organes, les émotions, la mobilité et la flexibilité. Je suis mieux outillé pour comprendre ce qui risque d'être la cause d'un déséquilibre, pour le prendre en charge moi-même ou être capable de référer à la bonne personne. Avec cet outil en poche, mes programmes sont beaucoup mieux adaptés aux besoins du client.

***

Constat #3
UNE BONNE PRISE EN CHARGE DOIT INCLURE UNE STRATÉGIE DE SANTÉ GLOBALE

Dans le centre sportif où j'ai commencé à travailler, les programmes de transformations étaient vendus en mariant le travail d'un entraîneur personnel et celui d'une nutritionniste. Quoique ce système peut bien fonctionner, j'ai réalisé à quel point le discours des deux mondes peut rendre le client confus. Il doit mettre en place les conseils de l'entraîneur et de la nutritionniste, sans que les deux professionnels organisent de façon efficiente le plan de match.

De plus, je me suis questionné sur l'importance pour un client d'avoir 2 types de rendez-vous différents lorsque vient le temps de parler de perte de poids ou de saines habitudes de vie. À l'aide de formations en santé globale, en nutrition et en santé hormonale, je suis capable de prioriser les étapes à suivre dans un discours cohérent pour le client. Aujourd'hui, lorsque je remets une planification d'entraînement, je tiens compte des habitudes nutritionnelles, de la capacité à organiser l'alimentation, de la relation avec la nourriture, du niveau de fatigue générale, de la qualité du sommeil, de la santé digestive et du niveau de stress.

Vous comprendrez plus loin dans ce livre comment jongler avec ces différentes variables qui influencent de près ou de loin la santé et le niveau de vitalité d'un individu.

***

Constat #4
PROPOSER UNE APPROCHE BASÉE SUR LE PROCESSUS, L'APPRENTISSAGE ET LA CROISSANCE PERSONNELLE PERMET DE MAINTENIR LES RÉSULTATS À PLUS LONG TERME.

Si une personne veut s'entraîner et voir des résultats, elle doit mieux manger, mieux dormir, mieux gérer son stress et s'entraîner de façon régulière, sans douleur. Elle devra avoir suffisamment de place dans son agenda pour modifier les éléments listés précédemment. Pour ce faire, elle aura à réorganiser son temps et repenser ses priorités. Elle devra parler avec son entourage et possiblement faire face à l'adversité. Elle devra peut-être faire des changements familiaux et sociaux et s'assurer d'avoir l'appui et la confiance de son/sa partenaire de vie. Pour cela, elle a besoin de bien communiquer, de confiance en elle et de détermination. Elle devra donc travailler sur elle-même.

Au fond, comprendre cette complexité est extrêmement importante. Si vous avez de la difficulté à mettre en place un style de vie qui vous convient, ce n'est pas l'activité physique ou la nutrition le coupable. C'est peut-être autre chose. En laissant de côté la culpabilité liée à l'entraînement et la nutrition pour mettre notre attention sur autre chose dans notre vie, ça change la perception de notre démarche.

En proposant une approche basée sur le processus, l'apprentissage et la croissance personnelle, mes clients développent de l'intérêt pour l'évolution de la démarche et non uniquement pour les résultats. En voyant la démarche comme un processus, nous apprenons à mieux vivre avec les obstacles et les échecs. Apprendre à mieux surmonter les obstacles, c'est augmenter considérablement nos chances de réussite.

Cette vision de la santé, je continue de la développer à travers mon expérience de vie, les discussions avec d'autres professionnels et mes clients.

***

Sachant cela, un programme d'entraînement conventionnel en vaut-il la peine? Pour ceux et celles qui sont déjà actifs et qui désirent optimiser le temps investi à l'entraînement, je crois que oui.

Pour ceux et celles qui connaissent des épisodes de manque de motivation, de réussites et d'échecs à répétitions ou qui n'ont pas encore trouvé le bon angle pour changer leurs habitudes de vie, je ne crois pas. Ce n'est pas une nouvelle séquence d'exercices qui fera la différence. C'est le lien entre les pensées, les émotions et les actions qui permettra une vraie transformation.

C'est un grand paradoxe dans le milieu de l'entraînement. La formation classique d'un entraîneur ne nous permet pas de prendre en charge les gens dans leur globalité. Elle ne nous permet pas de mieux comprendre l'être humain en liant les différentes sphères de sa vie. Elle nous permet de mieux comprendre la science, et de défendre ses principes.

Je n'enlève en rien le travail des chercheurs et la démarche scientifique, évidemment. Nous avons besoin de celle-ci pour conserver la cohérence de nos propos, et continuer à faire évoluer nos connaissances. Par contre, ne nous met-elle pas des œillères lorsque vient le temps de travailler avec l'être humain?

Considérons un instant une recherche scientifique comme une pierre. Ce n'est pas en empilant un tas de pierres que nous réussirons à bâtir une maison. C'est en développant une cohérence et une structure dans la mise en place de ces pierres que nous pourrons bâtir quelque chose de solide.

C'est à travers cette vision que j'essaie d'aider les gens à optimiser leur style de vie. Je veux vous donner des outils concrets pour vous permettre de devenir la meilleure version de vous-même.

Dans ce livre, je parle souvent de perte de poids. La démarche proposée ici ne vise pas uniquement la perte de poids, mais plutôt la mise en place d'un niveau de vitalité optimal. Si pour plusieurs personnes l'absence de maladie veut dire santé, je parle dans ce livre plutôt de vitalité. C'est-à-dire un état de bien-être physique, mental et émotionnel idéal qui vous permettra de fonctionner à 110%.

Je crois fermement que pour transformer sa vie de façon durable, il faut changer le paradigme de la santé. En utilisant un paradigme basé sur la vitalité, nous visons à équilibrer l'individu pour qu'il ressente un état de bien-être optimal. Le paradigme de la santé le plus courant est celui où l'absence de maladie veut dire que la personne est en santé. Donc, si une personne est un peu fatiguée, qu'elle digère mal et qu'elle se sent frustrée intérieurement, si elle n'a pas de symptômes sévères, elle est en santé. C'est un peu comme si je vous disais que de ne pas avoir de dettes est signe d'une bonne santé financière. Votre bilan n'est peut-être pas négatif, mais un petit imprévu changera l'état de votre bilan. Pour avoir une bonne santé financière, il faut avoir des économies et un bilan positif. C'est en ce sens qu'il est possible de remarquer que les gens qui réussissent à optimiser leur santé et leur composition corporelle adoptent le paradigme de bien-être et de vitalité.

Paradigme repensé de la santé[2]

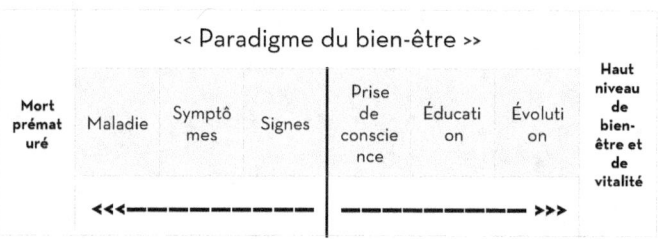

« Paradigme du bien-être »

Mort prématuré	Maladie	Symptômes	Signes	Prise de conscience	Éducation	Évolution	Haut niveau de bien-être et de vitalité
◄◄◄━━━━━━━━━━━━				━━━━━━━━━ ►►►			

Ce livre ne s'adresse pas aux passionnés de musculation qui désirent optimiser leur entraînement par des techniques pointues. Ce livre s'adresse aux gens qui veulent se mettre en forme, mais qui n'ont pas trouvé le bon angle pour réussir à mettre en place le mode de vie désiré dans leur vie. Il s'adresse aux gens qui ont un horaire chargé et qui ont de la difficulté à se prioriser dans leur emploi du temps. Il s'adresse aux femmes et aux hommes qui donnent toute leur énergie à leur famille et se permettent très peu de temps pour eux. Il s'adresse aux femmes et aux hommes qui veulent être en forme, mais n'aiment pas l'ambiance des salles de sport. Bref, ce livre s'adresse à tout être humain qui veut optimiser sa vie. Pour ce faire, je vous aiderai à vous construire un coffre à outils suffisamment gros pour y arriver. Même si cela peut paraître simple, vous devrez développer plusieurs habiletés pour devenir la personne qui sera capable d'atteindre son rêve, ou son objectif.

---

2 John W. Travis, MD. A New Vision of Wellness.
http://www.wellpeople.com/What_is_wellness.aspx

Section 1

Décider de transformer sa vie

Chapitre 1
Clarifier sa démarche

MAGASINER N'EST PAS SI SIMPLE

Martine magasine et ne réussit pas à trouver une robe à son goût. Dans toutes les robes qu'elle essaie, elle se trouve un peu trop grosse. Elle n'aime pas son ventre ni ses bras, visiblement trop mous à son goût. Lorsqu'elle quitte les magasins, deux terribles éléments la perturbent:
- Elle se trouve hideuse
- Elle repart les mains vides

Arrivée chez elle, elle cherche sur internet: « Raffermir ses bras ». Elle tombe sur le site web de Mlle Fitness, lit deux articles et décide d'acheter le programme à 29$ pour tonifier les bras. Elle le pratiquera 18 jours avant de se décourager et d'abandonner.

Elle associe cette nouvelle tentative à un échec et il lui prendra plus de 15 mois avant d'essayer une nouvelle approche. Pendant ces 15 mois, elle entretient un discours interne négatif sur sa capacité de réussir à changer ses habitudes de vie.

ANALYSE DE LA SITUATION

Nous pourrions critiquer le plan et dire qu'il n'était pas suffisamment bon ou complet. Ou dire que c'était de la fausse représentation. Que Martine a fait un achat impulsif. Qu'elle n'était pas prête. Qu'elle était dans une grosse période au travail. Peut-être que ses enfants lui prennent trop d'énergie. Toutes ces réponses peuvent être en partie vraies.

Lorsque Martine affirme se trouver trop grosse, j'aurais aimé savoir par rapport à qui exactement? C'est quoi pour Martine, une femme grosse? C'est un petit bourrelet, c'est porter du 2 ans alors qu'elle est habituée au 0 ou c'est de s'habiller chez les tailles fortes?

Elle n'aime pas son ventre ni ses bras. Quelles sont ses références de bras et de ventre? Les comptes Instagram de fitness? Les modèles féminins de magazines modifiés sur ordinateur? Quel est son point de repère? Est-il sain pour elle?

Elle décide de rechercher de l'information sur le raffermissement des bras. Quels sont ses réels besoins? Peut-être qu'elle travaille vraiment trop, et qu'elle devrait plutôt apprendre à dire non pour faire de la place dans son horaire. Elle réussirait ainsi à mettre en place une routine d'entraînement durable. Peut-être que ses habitudes nutritionnelles sont plus importantes que les exercices pour raffermir ses bras.

La réflexion sur la stratégie à adopter pour réussir à changer ses habitudes de vie peut être longue. Par contre, dans le but de poser les bons gestes et comprendre pourquoi vous avez de la difficulté à mettre en place le style de vie que vous recherchez, elle est importante.

Si, en revenant de magasiner, Martine avait fait l'exercice présenté plus loin, elle aurait grandement augmenté ses chances de réussite. Sa démarche aurait été beaucoup plus claire. Peut-être qu'elle n'aurait pas réussi à atteindre ce qu'elle voulait grâce à cet exercice, mais elle aurait progressé et aurait appris. Si elle progresse et apprend, elle se dirige vers une transformation durable.

Si vous achetez un programme de musculation et que vous avez de la difficulté à le mettre en place, vous n'aurez rien appris de vraiment pertinent pour transformer votre style de vie. Au contraire, vous risquez de vous sentir plus nul qu'avant, car vous ne vous croirez pas capable. Vous aurez moins confiance vos capacités lors d'une tentative future.

La démarche en santé et en perte de poids, ce n'est ni linéaire, ni blanc ou noir. C'est un processus. Un cheminement dans lequel vous devez viser à apprendre et évoluer, au lieu de réussir ou échouer.

Dans cette section du livre, nous préparons le terrain. C'est quoi, perdre du poids ou être en santé, pour vous? Est-ce que c'est perdre 10 lb? Est-ce que c'est de ressembler à un ou une mannequin? Est-ce que c'est d'avoir une composition corporelle d'athlète de fitness? Est-ce que c'est avoir le poids vous permettant de faire toutes les activités physiques que vous désirez? Est-ce que c'est être plus en forme que votre soeur ou votre frère? Est-ce que c'est de rentrer dans le linge que vous portiez au début de votre vingtaine? De monter des marches sans être essoufflé? De voir vos abdominaux?

Vous devez clarifier les attentes que vous avez de votre investissement de temps, d'énergie et d'argent dans votre démarche. Vous devez être capable de parfaitement vous visualiser ayant réussi votre objectif. Cela facilitera l'atteinte de celui-ci.

Vos objectifs peuvent être uniquement physiques: perdre du poids, tonifier son corps, être plus musclé. Parfois, ça peut être plus au niveau du senti: meilleure énergie, vitalité, etc. Ils peuvent être orientés vers quelque chose de plus personnel: gestion du stress, des émotions, la communication. Ça peut aussi être une réalisation: bâtir son entreprise, lancer un disque, etc.

Dans tous les cas, il n'y a pas de mauvaise réponse. Il se peut que votre idée change au fil de la lecture de ce livre. Vous pourriez décider de rester avec votre poids actuel et puisque c'est clair que vous n'avez pas envie de changer, vous vous sentirez mieux.

Je crois qu'il est important de mentionner qu'il y a une pression sociale très forte qui est mise sur les standards de beauté surtout pour les femmes, mais de plus en plus pour les hommes. Cette pression nous pousse parfois à prendre des décisions qui ne sont pas nécessairement saines. Elle nous laisse planer une impression que le bonheur se cache dans une silhouette de rêve. Certes, être bien dans sa peau risque d'améliorer votre bien-être, mais il ne pourra pas tout transformer à lui seul, au contraire.

Ce livre n'est pas un guide pour vous mener à 10% de masse adipeuse. Ce livre est conçu pour vous permettre de vous sentir au meilleur de vous-même et de vivre pleinement épanoui, de façon saine. Il vise à améliorer la relation que vous entretenez avec votre corps et vos pensées. Si vous désirez être à 10% de masse adipeuse, vous le pourrez, mais je doute que ce soit un mode de vie qui convienne à la plupart des gens. Si vous désirez perdre un tout petit peu de poids, vous saurez aussi quoi faire, et vous serez conscient de ce que vous n'êtes pas prêt à faire. Quand c'est clair, c'est extrêmement libérateur.

Alors je vous repose cette question: « Que désirez-vous vraiment atteindre? »

EXERCICE 1 - CLARIFIER CE QUE L'ON VEUT ATTEINDRE

Cet exercice vous permettra de clarifier ce que vous voulez atteindre. La section entre crochet représente ce que vous devrez retranscrire dans le paragraphe à compléter à la fin de l'exercice. Pour ce faire, vous devrez prendre une feuille et prendre le temps d'écrire sur celle-ci vos réponses pour chacune des étapes.

ÉTAPE 1: INSCRIVEZ CE QUE VOUS DÉSIREZ ATTEINDRE COMME OBJECTIF [OBJECTIF]

Sur votre feuille, inscrivez tout ce que vous désirez atteindre. Ça peut être perdre du poids, augmenter votre niveau d'énergie, être plus motivé, être plus musclé, être plus confiant, etc. L'important est de ne pas se limiter simplement à l'image corporelle. Inscrivez tous les objectifs que vous aimeriez atteindre. Laissez-vous aller et prenez le temps. Conservez l'élément le plus important pour vous.

ÉTAPE 2: NOMMEZ TOUTES LES RAISONS POUR LESQUELLES VOUS DÉSIREZ ATTEINDRE CET OBJECTIF [CONSERVEZ LES 3 RAISONS LES PLUS IMPORTANTES]

Inscrivez toutes les raisons qui vous motivent à atteindre cet objectif. Encore une fois, ne vous limitez pas. Laissez-vous aller. Ces raisons ont une importance capitale dans le processus. Reprenons l'exemple de Martine. Si elle désire perdre du poids pour être plus mince que sa soeur, ça peut être inspirant. Peut-être suffisamment, peut-être pas. Si elle désire perdre du poids, car elle veut inspirer ses enfants et sa famille à prendre soin d'eux et qu'elle désire reprendre confiance en la femme qu'elle est, ça risque d'être plus puissant à long terme. Les raisons donnent un sens à votre démarche. Le sens, plus que le poids ou les calories, vient toucher cette composante émotive qui est extrêmement puissante dans le processus.

ÉTAPE 3: INSCRIVEZ COMMENT VOUS VOUS SENTIREZ LORSQUE VOUS AUREZ ATTEINT VOS OBJECTIFS. [CONSERVEZ LES 3 ÉMOTIONS LES PLUS IMPORTANTES]

Si vous désirez atteindre vos objectifs, vous devez être capable de vous visualiser lorsque vous serez rendu à destination. Imaginez avoir atteint votre objectif (Pour l'exemple, disons que c'est de perdre 20 lb). Comment vous sentirez-vous lorsque vous l'aurez atteint? Si vous vous visualisez avec cet objectif comme étant votre nouvelle réalité, qu'est-ce qui se passera, qu'est-ce qui est différent chez vous? Comment vous sentirez-vous? Quel sera votre discours interne? Nous recherchons ici le senti, les émotions. Inscrivez toutes les émotions qui seront présentes, et conservez les 3 qui sont les plus puissantes pour vous.

ÉTAPE 4: INSCRIVEZ CE QUI SERA DIFFÉRENT DANS VOTRE VIE LORSQUE VOUS AUREZ ATTEINT VOTRE OBJECTIF. [CONSERVEZ LES 3 FAITS LES PLUS IMPORTANTS]

Imaginez-vous encore une fois comme si vous aviez déjà réussi. Qu'est-ce qui sera différent dans votre vie? Qu'est ce que vous vous empêchez de faire actuellement qui sera possible de faire lorsque vous aurez réussi? Qu'est-ce qui, concrètement, sera différent quand vous vous réveillerez le matin, dans votre relation avec les autres, dans votre capacité à effectuer telle ou telle tâche? Nous recherchons ici des éléments concrets, mesurables et identifiables. Inscrivez tous les éléments qui seront différents et conservez les 3 faits les plus importants pour vous.

ÉTAPE 5: COMMENT L'ATTEINTE DE VOS OBJECTIFS INFLUENCERA POSITIVEMENT VOTRE ENTOURAGE [CONSERVEZ LES 3 RAISONS LES PLUS IMPORTANTES]

Votre conjoint, vos collègues, vos enfants, vos amis ou vos parents bénéficieront-ils de votre réussite? Si vous décidez de perdre du poids, vous vous sentirez sans aucun doute mieux, mais en plus de cela, votre entourage risque de ressentir des effets positifs de votre démarche. Inscrivez tout ce que vous considérez positif, et conservez les 3 ayant le plus de sens pour vous.

ÉTAPE 6: SI VOUS NE CHANGEZ RIEN À VOTRE SITUATION, OÙ CELA VOUS MÈNERA-T-IL? [CONSERVER LES 3 CONSÉQUENCES LES PLUS GRAVES]

Prenez maintenant le temps de vous projeter dans le temps, si vous ne changiez rien à votre situation. Dressez le pire scénario. Qu'est-ce qui se passerait dans votre vie? Avez-vous vraiment envie de vivre ce scénario? Ou, au contraire, n'auriez-vous pas envie de vivre la projection la plus satisfaisante pour vous? Inscrivez sur votre feuille toutes les conséquences négatives à ne pas changer et conservez les 3 pires conséquences.

ÉTAPE 7: INTÉGRATION DES ÉTAPES

Maintenant, vous devrez intégrer émotionnellement ce concept. Reformulez l'objectif jusqu'à ce que vous le ressentiez pleinement. Chaque mot, tournure de phrase et ponctuation doivent être bien choisis. Vous devez vous approprier ce paragraphe. En complétant les sections entre crochets […] du paragraphe suivant, inscrivez tous les éléments des différentes étapes, et assurez-vous que cela ait du sens pour vous, que vous ressentiez une émotion positive et motivante. Vous devez être capable de vous sentir comme si vous étiez déjà là et agir aujourd'hui en fonction de ceci.

PARAGRAPHE À COMPLÉTER

Je désire [Objectif] pour [3 raisons], car cela me fera sentir [3 émotions]. Cela changera ma vie pour [3 faits], et influencera mon entourage positivement, car [3 raisons]. Si je ne me prends pas en main aujourd'hui, cela [3 conséquences].

Le modèle SMART est le modèle le plus connu lorsque vient le temps de se fixer des objectifs. (Spécifique, Mesurable, Atteignable, Réaliste et Temporel) En créant des objectifs avec cette méthode, nous obtenons une formulation du genre: « Perdre 10 centimètres de tour de taille en 180 jours ». Cela est spécifique, mesurable, atteignable, réaliste et temporel. En décidant d'écrire le paragraphe pour éclaircir les raisons qui vous poussent à changer votre vie, vous ajoutez un S à la fin de l'acronyme. Il devient ainsi SMARTS. L'exercice 1 ajoute du Sens à la démarche. Lorsqu'il y a un Sens à une démarche, il est beaucoup plus facile de se relever si nous avons l'impression que nous allons tomber. Nous donnons une force plus grande que l'objectif en soi. Nous nous permettons de conserver nos gains à long terme.

Chapitre 2
Prendre la décision de réussir

LE RÉGIME PROTÉINÉ [3]

Paul souffre d'un surplus de poids depuis quelques années. Il sent qu'il a de la difficulté à suivre son fils lorsqu'il joue avez lui. Il commence à faire de l'apnée du sommeil et son manque progressif de libido commence à nuire plus sérieusement à son couple. Pour toutes ces raisons, il décide de s'inscrire dans une clinique de régime aux protéines pour perdre du poids. Il est déterminé à réussir. Je veux dire… VRAIMENT déterminé à réussir.

Cela fait maintenant 8 semaines qu'il est inscrit. Depuis le début de son régime, il ressent souvent une fatigue anormale. Il a des rages de sucres presque ingérables. Il se sent aliéné de son entourage (il ne peut pas manger la même chose que sa famille, il a coupé presque toutes ses sorties, etc.).

Après 12 mois, il a vraiment envie d'abandonner. Mais pour lui, c'est clair: jamais il ne retournera en arrière.

---

[3] Un régime protéine consiste à couper toutes les sources de sucres pour consommer principalement des protéines. La plupart des régimes comme celui-ci ont des remplacements de repas en poudre, en pudding, en soupe ou en barre.

Il a passé 2 ans de sa vie à gérer ces différentes variables très exigeantes au niveau social, mental et émotionnel. Il a probablement endommagé sa santé en raison de la sévérité du processus. Mais jamais il ne retournerait à son ancienne vie.

Une bonne amie à lui, Marie, a vu les changements. Elle s'est dit: « Wow! Tu manges de la poudre puis tu perds du poids! Facile!» Cela semble parfait pour elle, puisqu'elle a toujours voulu perdre son « petit ventre. » Elle n'a aucune idée de tout ce que ça prend, de tous les sacrifices à faire, de l'abstinence, du sentiment aliéné de cette démarche. Elle l'a fait 6 semaines, puis a succombé lors d'une soirée un peu trop arrosée. Puis ç'a été fini. Elle n'a jamais été capable de reprendre le rythme de vie imposé par un tel régime. Elle a dégringolé, pour finalement retrouver son « petit ventre » pire qu'il était avant de commencer. (Lorsqu'on rechute après un régime sévère, les changements enzymatiques de la cellule adipeuse et la diminution du métabolisme de repos risquent de vous faire prendre plus de poids qu'avant[4].). Elle n'avait pas pris la décision ferme qu'elle ferait tout pour y arriver.

4 Waterhouse, D. (1998) *The Midlife Fat Cell*. New York:Hyperion. p.48-49

ANALYSE DE LA SITUATION

Paul et Marie étaient dans 2 situations complètement différentes. Pour Paul, c'était clair. Pour Marie, cela semblait une solution facile. Ce qui a fait en sorte que Paul a réussi, ce n'est pas la méthode utilisée, mais plutôt son désir ardent de réussir. Paul aurait bien pu aller dans un centre de conditionnement physique et faire un programme de transformation. Il aurait pu acheter des DVD et les suivre à la lettre. Il aurait probablement réussi.

Un élément que je peux vous confirmer, client après client, méthode après méthode, régime après régime, c'est que votre succès dépend de votre désir de réussir... et non de la méthode utilisée. J'ajuste immédiatement le tir: je crois que la façon de faire est extrêmement importante. Elle doit respecter une multitude de facteurs pour qu'elle soit optimale pour vous. Cependant, que ce soit sous la supervision d'un entraîneur, avec une clinique de perte de poids ou à l'aide d'un programme de course à pied, ce n'est pas la méthode qui vous fera réussir, mais vous. C'est votre désir de réussir qui vous donnera la force de vous relever lorsque vous tomberez ou lorsque cela n'ira pas comme vous voulez. Soyons honnête, changer des habitudes et un style de vie, c'est difficile et ça ne va pas toujours comme on veut.

Je ne vous dirai jamais à quel point prendre cette décision est la partie essentielle de votre démarche. Tout le monde a cette petite voix intérieure nous disant que nous pouvons manger un peu mieux, bouger un peu plus, nous coucher plus tôt, etc. Ainsi, lorsque nous voyons quelqu'un de notre entourage réussir, nous présumons que la méthode utilisée est probablement la solution à nos problèmes. Si la plupart des méthodes ont leurs avantages, leurs réussites et leurs « avants/après », c'est simplement parce que certaines personnes ont pris la décision de changer avec une détermination infinie de réussir... pour de bon.

Pour revenir sur l'exemple en début de chapitre, rares sont les personnes qui tiennent à long terme avec un changement trop drastique de style de vie, comme c'est le cas avec un régime protéiné. Je ne vous encourage donc pas à suivre l'exemple de Paul. Pour être honnête, j'ai vu plus souvent des personnes découragées par une structure rigide que j'ai pu en rencontrer satisfaites. Ce genre de démarche nous plonge dans ce que j'appelle « L'effet bulle de verre ». Nous prêchons uniquement par une méthode précise, un processus, une façon de faire et nous nous mettons dans une bulle de verre. Une bulle intouchable qui nous obsède et qui ne laisse pas place à l'écart de conduite. (Encore faudrait-il être capable de bien définir ce qu'est un écart de conduite, mais ce livre n'est pas un ouvrage philosophique sur le sujet.) Il ne faut qu'une petite fissure à une bulle de verre pour éclater en mille morceaux. Et lorsqu'elle éclate, inutile de vous dire qu'on ne ramasse pas chacune des pièces pour retrouver cette bulle. Nous nous décourageons, abandonnons et laissons tout tomber en nous disant que ce n'était probablement pas la bonne bulle de verre pour nous.

Contrairement à la bulle de verre, je vous propose de voir la perte de poids ou la santé comme un mot croisé. Tous les mots croisés se font, au même titre que tout le monde a droit à un poids santé et une vitalité leur permettant de profiter pleinement de leur vie. Par contre, il se peut qu'en cour de route vous placiez un mot à la mauvaise place. Que vous ayez l'impression que le mot croisé est impossible à terminer. C'est votre désir de réussir à le faire qui déterminera si vous réussirez la super grille. Pas sa réelle capacité à se faire.

Si vous désirez que cela fonctionne, vous devrez ramener votre processus de changement sur vous plutôt que sur la méthode utilisée. La clé du succès réside à l'intérieur de vous, non pas à l'extérieur. Prenez alors cette décision. Dites-vous qu'une fois pour de bon, vous arriverez à vous sentir bien, ou mieux, dans votre peau. C'est la pierre angulaire du changement. Ressentir ce désir et le mettre en place dans votre vie.

C'est pourquoi je propose l'exercice 1 dans le chapitre précédent. En agissant sur un coup de tête, ou de façon trop émotive, cela n'ancre pas nécessairement votre décision de façon solide à l'intérieur de vous. En prenant le temps de bien clarifier et de ressentir ce que vous désirez, vous augmentez considérablement vos chances de réussite.

Chapitre 3

Mettre son attention sur ce que l'on veut

UNE TRANSFORMATION EXTRÊME

Marc-André, chef d'une grande entreprise, arrive au bureau lundi matin avec ses 3 plats de poulet/brocoli, ainsi que son sac de gym fin prêt pour l'entraînement du midi. Il commence cette fameuse diète sans glucide jumelée à un programme quotidien de musculation. Cela étonne ses employés, puisqu'il adore bien manger et n'a jamais démontré d'intérêt particulier pour l'entraînement avant aujourd'hui. Peu importe, ses actions sont sûrement positives, lui qui a pris au moins 35 lb depuis la naissance de son deuxième enfant, il y a 7 ans.

Les deux premières semaines sont exceptionnelles; il a perdu pas moins de 8 lb et a déjà diminué de deux centimètres son tour de taille. Il semble plus motivé que jamais.

Lors de sa troisième semaine, Marc-André décide d'aller manger au restaurant avec son équipe. Pour ne pas nuire à sa démarche, il décide d'amener sa salade de thon. Durant le repas, il semble être dans sa tête plus que dans le moment présent, lui qui est d'habitude le boute-en-train du groupe. Il ne rigole pas comme d'habitude et semble pensif.

Après 8 semaines, il se sent complètement épuisé. Tellement que ses employés ont dû lui proposer d'arrêter l'entraînement du midi, car cela ne faisait plus tellement de sens. Sa démarche l'obsède complètement.

De plus, Marc-André se trouve à manger un repas différent que celui de sa famille, ce qui crée indirectement un écart entre ses enfants, sa conjointe et lui. Il n'a plus d'énergie pour être intime avec sa conjointe, mais continue tout de même cette démarche, peu importe ce qui arrive.

UNE DÉMARCHE INSPIRÉE

Dominique arrive à la fin de sa quarantaine. Elle réalise qu'elle a mis l'énergie des dernières années à développer son entreprise et à s'occuper de sa famille. Elle s'est, pour ainsi dire, un peu négligée.

Ses enfants, maintenant rendus à 19 et 22 ans, sont plus autonomes et ne demandent plus autant d'énergie. Son entreprise va bien et elle peut libérer un peu plus de temps qu'auparavant. Elle se sent maintenant prête à changer ses habitudes pour perdre un peu de *poids et avoir une meilleure énergie. Elle décide donc de parler à son conjoint de l'importance et des bienfaits que cela pourrait avoir sur leur santé et leur couple. De plus, cela serait un meilleur exemple pour leurs enfants et dans un futur proche, leurs petits-enfants.*

Au bureau, elle décide de mettre en place, avec les ressources humaines, un petit centre de conditionnement physique pour inciter les employés à adopter un virage santé. Elle se visualise bien, début cinquantaine, quelques livres en moins, avec une énergie laissant planer une réussite personnelle et professionnelle. Avec son époux, ses enfants et son équipe de travail, elle trouve des solutions pour améliorer la qualité de vie de tout un chacun.

ANALYSE DE LA SITUATION

Marc-André a mis en veilleuse sa propre personne ainsi qu'une partie de sa vie pour adopter un mode de vie qui ne lui ressemble pas et dans lequel il ne peut s'épanouir. Cette obsession de la démarche est tout le contraire d'une démarche inspirant le succès à long terme.

Par rapport à Marc-André, Dominique a mis en place une stratégie durable et inspirante dans sa vie. Elle s'est visualisée d'une façon qui avait du sens pour elle et a inspiré son entourage à faire comme elle.

Une démarche en santé ou en perte de poids, ce n'est jamais blanc ou noir. Peut-être que Marc-André avait tellement honte de son poids qu'inconsciemment, il voulait que ça change le plus vite possible. Il voulait de toute évidence éliminer les kilos en trop. Il a choisi une stratégie d'éloignement, soit s'éloigner de ce qu'il ne désire plus. Dominique, elle, a opté pour une stratégie de rapprochement. Elle voulait se rapprocher d'un idéal à atteindre.

Parfois, la différence entre la réussite et l'échec réside dans de tous petits détails. Dans un certain sens, Marc-André et Dominique ont tous les deux pris la décision de réussir. Pour un, c'est un demi-cauchemar et pour l'autre, c'est positif et inspirant. Si nous prenons le temps d'analyser la stratégie mentale des personnes qui réussissent à prendre un virage santé, il est possible d'observer qu'elles optent pour une stratégie mentale de rapprochement.

UNE STRATÉGIE MENTALE?
Une stratégie mentale, c'est une façon de procéder mentalement pour réfléchir, passer à l'action, résoudre un problème ou planifier quelque chose. Ces stratégies sont bâties inconsciemment à partir de votre bagage génétique et de vos expériences passées. Elles interagissent dans à peu près tout ce

que vous faites dans une journée. Maintenant, pour bien comprendre ce qu'est une stratégie mentale, je vous propose l'exercice suivant.

Quand vous serez prêt, vous devrez tourner la page, et observer la séquence de 10 chiffres et lettres pendant 10 secondes. Après 10 secondes, lâchez la séquence des yeux. Vous devrez vous remémorer la séquence le plus fidèlement possible. Idéalement, écrivez ce que vous retenez sur une feuille puis comparez votre réponse avec la vraie séquence. N'oubliez pas, vous avez 10 secondes pour en mémoriser le plus. 1, 2, 3, GO!

AH56FC8HN4

Maintenant, essayez de vous rappeler la séquence...

Combien en avez-vous mémorisé? 4, 6, 8? Comment avez-vous procédé?

Peut-être avez-vous récité: A. Puis A H. Puis A H 5. Puis A H 5 6. Puis A H 5 6 F.

Peut-être avez-vous décidé de retenir: A pour Alpha, H pour Houblon, 5 doigts, 6 heures, F pour François.

Peut-être les avez-vous couplés: AH, puis 56, puis FC, puis 8H, puis N4, et les avez répétés sans cesse.

Dans tous les cas, vous avez adopté une stratégie mentale pour accomplir la tâche. Si nous avions effectué l'exercice avec 10 personnes, certaines personnes auraient réussi à en mémoriser 9 sur 10 et d'autres, 3 ou 4 sur 10. Elles n'en ont pas retenu moins parce qu'elles sont moins bonnes, mais simplement parce qu'elles n'ont pas adopté la meilleure stratégie mentale. Dans ce cas précis, nous aurions avantage à modéliser la stratégie mentale employée par la personne qui en a mémorisé le plus. Cela nous éviterait plusieurs heures à tester la méthode la plus efficace pour mémoriser une séquence dans ce genre.

Pour votre démarche personnelle, c'est la même chose. Une stratégie de rapprochement, c'est une stratégie gagnante en matière de santé et bien-être. C'est un outil qui, lorsque vous vous l'êtes approprié, fonctionne à merveille.

STRATÉGIE DE RAPPROCHEMENT

Retournons maintenant à l'exemple de Marc-André et Dominique. Marc-André, de son côté, n'utilise pas une stratégie de rapprochement. Il utilise une stratégie d'éloignement. Il tend à s'éloigner d'une réalité qu'il n'apprécie pas. Son ventre, ses bras, son énergie, sa confiance, etc. Je suis conscient qu'il peut être difficile de ne pas y penser. Par contre, si nous étudions les gens qui réussissent, ils ne s'inspirent pas de ce qu'ils ne veulent plus. Ils utilisent une stratégie de rapprochement et s'inspirent de ce qu'ils désirent.

Dominique, de son côté, a aussi fait des changements. Par contre, elle s'inspire d'un idéal à atteindre plutôt qu'un inconfort à fuir. C'est en grande partie ce qui fait qu'elle est motivée par son objectif, et non obsédée par celui-ci. Cela lui permet de mettre en place des actions beaucoup plus saines et fonctionnelles à long terme.

Dans tous les cas, soyez simplement conscient de l'impact d'une telle démarche dans votre vie. Je crois profondément que pour qu'une démarche soit durable, elle doit respecter les différentes sphères de votre vie, principalement au niveau émotionnel, familial, social et relationnel (au niveau de votre couple). Prendre la décision de réussir et mettre son attention sur nos objectifs ne veut pas dire de se couper de nos différentes sphères et d'agir sur le pilote automatique. Il se peut que ça fonctionne pour certains, mais je ne crois pas qu'un être humain puisse être coupé de son entourage et de sa propre personne et réussir à être épanoui. Dans un cadre de santé globale, je vous propose plutôt de respecter ces différentes sphères, et d'évoluer lentement avec le changement. Comme le dit un proverbe: « La rivière perce le rocher non pas par sa force, mais par sa persévérance ».

Ne vous jugez donc pas si vos dernières tentatives ont échouées. Ou si vous croyez que c'est impossible. Vous n'aviez peut-être pas trouvé la bonne stratégie mentale. Selon mon expérience, les gens qui adoptent une stratégie mentale de rapprochement ont beaucoup plus de chances de réussir que ceux qui agissent pour éloigner quelque chose. Ainsi, essayez de prendre conscience de votre façon de mettre en place votre processus de changement. Lorsque vous vous surprendrez en train de vous taper sur les doigts parce que vous êtes comme ci ou comme ça, sachez que vous n'avez pas à vous infliger ce discours interne négatif.

Si vous désirez perdre du poids, vous aurez le choix entre décider de ne plus manger de croustilles, ou décider de manger uniquement des aliments sains. L'un vous éloigne de quelque chose, et l'autre vous rapproche de ce que vous désirez. Peu importe la stratégie utilisée, il se peut que vous mangiez des croustilles à un certain moment. Lorsque cela arrivera, pas besoin de vous dire: « Je suis tellement nul », « Je n'aurais pas dû », « J'ai triché, et je vais échouer », etc. Assumez et tournez la page. Remettez-vous à penser à ce que vous désirez.

Transformez ces réflexions négatives en réflexions inspirantes en fonction de votre idéal à atteindre. Cela demande effort au début, mais au fil du temps vos efforts s'estomperont et il deviendra plus facile d'ajuster vos pensées de cette façon. Vous aurez plus de facilité à visualiser et atteindre ce que vous désirez.

Chapitre 4
Changer lorsque la tempête est trop forte

DES HAMSTERS HYPERACTIFS

Le réveil sonne à 6:15. Jacinthe était déjà réveillée depuis 45 minutes. Elle se disait que son conjoint ne l'aiderait probablement pas comme elle le désire dans la routine familiale du matin. Elle sera encore seule à préparer les enfants et à cuisiner le déjeuner et les lunchs pour toute la famille. Elle se réveille avec une certaine frustration et froideur qui se fait sentir dans l'ambiance familiale.

Elle prépare encore une fois, comme elle l'avait imaginé, les déjeuners et les lunchs pour tout le monde. Son conjoint, lui, est sur son ordinateur en train de préparer sa journée. Elle va porter les enfants et arrive au bureau déjà épuisée, elle qui est debout depuis 5:30. Comment son conjoint peut-il la laisser tout faire comme ça? Il ne se rend donc pas compte que c'est elle qui fait tout le boulot?

À la pause du matin, son patron amena des beignes pour l'équipe. C'est presque inconsciemment qu'elle en mangea 3 et retourna travailler. Elle se sent évidemment coupable, elle qui se dit depuis quelque temps qu'elle mange trop de sucre et qu'elle devrait arrêter. Sa culpabilité s'ajoute à sa frustration du matin. Évidemment, dans cette situation, elle a de la difficulté à être aussi efficace qu'elle en est capable, et cela lui donne un sentiment d'incompétence. De plus, avec cette collation trop sucrée, elle ressent des inconforts digestifs et une fatigue dérangeante. Elle se dit qu'elle devrait commencer un programme de mise en forme, mais elle ne s'en sent pas capable. Par où commencer pour renverser la roue?

ANALYSE DE LA SITUATION

Quelle était la problématique ici? Le fait qu'elle a mangé trois beignes? Qu'elle n'a pas été capable d'en manger juste un? Qu'elle se sente coupable d'en avoir mangé? Si manger trois beignes par jour peut sans aucun doute être problématique pour la santé d'un individu, je doute fort que ce soit la cause de ce comportement. Il est possible d'observer une certaine rumination mentale de la part de Jacinthe. Cette rumination génère des émotions négatives, un sentiment de perte de contrôle, un sentiment de culpabilité et une certaine frustration. Manger ses émotions? Probablement.

Si Jacinthe désire s'inscrire dans un centre de conditionnement physique pour changer ses habitudes de vie, je ne crois pas *qu'elle réussirait. Cela ne ferait que lui rajouter des obligations dans une journée qui lui semble déjà trop pleine. Cela ne ferait que rajouter des hamsters dans une cage déjà pleine.*

Nous nous sentons probablement tous interpellés à différents niveaux par l'histoire de Jacinthe. Elle est dans une roue très négative: sa relation de couple, l'ambiance familiale, sa routine du matin, l'impression de manger ses émotions, sa culpabilité et sa fatigue chronique. Tout cela crée une vraie tempête mentale. Si elle décide de consulter un spécialiste pour l'aider à bouger ou à mieux manger, elle aura de la difficulté à mettre en place le plan de match. Ses hamsters — son mental — ont un discours tellement fort qu'ils créent des émotions lui rendant ce plan de match irréaliste, même s'il est théoriquement très simple.

Dans une situation comme celle-ci, la méditation pourrait aider Jacinthe à mieux gérer l'ensemble de ces situations.[5] Elle pourra mieux identifier le genre de pensées qui circulent dans sa tête. Le simple fait de prendre conscience de ses pensées l'aiderait à créer un détachement, et donc être moins émotive par rapport à celles-ci. (Comment mon conjoint peut-il ME laisser faire tout cela? À MOI? Personne ne doit vivre autant de souffrance que MOI.) Le simple fait d'intégrer la méditation dans sa routine lui permettrait de

---

[5] Pour apprendre à méditer, veuillez consulter l'annexe I à la fin de ce livre.

faire de la place dans ses pensées, et ainsi dans ses journées, qui, dans ce cas-ci, semblent bien remplies à ruminer.

VOTRE MENTAL DANS LA DÉMARCHE

Je vous propose de prendre conscience à quel point votre mental — vos hamsters — peuvent être puissants. Nos pensées n'arrêtent jamais. À tout moment, nous jugeons ce que nous faisons, jugeons le travail de notre collègue, l'état de notre maison, l'auto de notre voisin, notre façon d'être, l'attitude de nos enfants, le discours de notre patron, etc. Je pourrais vous nommer à l'infini le type de pensées que nous avons dans une journée. En êtes-vous conscient?

Prenez une minute pour centrer votre attention sur votre respiration. Fermez les yeux, et respirez. Juste une minute.

Avez-vous remarqué à quoi vous pensiez? À quel point votre mental est actif? Sans généraliser, il est très rare que notre mental agisse de façon très positive envers nous. Personnellement, je ne me suis pas souvent surpris en train de me dire à quel point je suis chanceux, à quel point je me trouve beau ou à quel point j'ai confiance en moi. C'est plutôt tout l'inverse. Nous pensons beaucoup plus de façon négative que de façon positive. Plus précisément en fonction de nos peurs, nos angoisses et nos expériences du passé. Soyez sans crainte, cela s'améliore et ça augmente vraiment la qualité de vie.

Le mental influence le bien-être de 2 façons. Premièrement, il peut nous tirer vers le bas. Si vous avez tendance à dramatiser certaines situations ou à vous faire des scénarios quelconques, vous ressentirez une perte d'énergie notable. De l'autre côté, comme mentionné lors du dernier chapitre, il vous permettra de vous garder inspiré.

Utilisons l'analogie d'un trajet de voiture. Pour atteindre votre destination, vous devrez avoir une mécanique qui fonctionne bien (votre corps), une carrosserie (un environnement stable et fonctionnel), une carte (un plan de match), et de l'essence (votre mental).

Décortiquons l'analogie. Si vous partez en auto et que la carrosserie a un léger défaut, vous vous rendrez à bon port. (Un peu de stress au travail, une petite dispute avec vos enfants, etc. — lié à l'environnement) Si votre moteur fait un petit bruit, vous vous rendrez à bon port. (Une légère blessure, un inconfort postural, etc. — lié à votre corps) Si vous vous perdez en court de route, vous retrouverez votre chemin et vous vous rendrez à bon port. (Réajuster votre alimentation, changer votre méthode d'entraînement, etc. - lié à votre plan de match) Mais si vous manquez d'essence, ou si vous mettez du diesel au lieu du gaz: niet. C'est terminé. Votre auto restera où elle est. (Si vous alimentez votre mental de la mauvaise façon, avec de mauvaises pensées, il sera difficile de continuer à être motivé.) Votre mental est donc votre essence. C'est lui, lorsqu'il est bien dressé, qui vous permettra de garder la motivation et de vous rendre à bon port.

Ce mental est un couteau à 2 tranchants. D'un côté, c'est un outil exceptionnel qui nous permet de créer, d'inventer, de communiquer, de nous organiser, de nous améliorer, etc. Notre mental nous donne la conscience. Par contre, il est aussi le plus grand poison de l'être humain. Si nous ne l'apprivoisons pas, il nous prendra en otage et nous fera croire ce qu'il veut, en fonction de nos peurs, nos angoisses, nos expériences du passé, notre peur du futur. Ainsi, lorsque la tempête est forte, apprendre à diminuer l'importance que nous accordons à nos pensées est un excellent point de départ. C'est pourquoi la méditation devrait être une pratique à considérer dans le but de retrouver une partie de notre énergie.

Une pratique quotidienne de la méditation vous permettra d'améliorer votre sommeil, d'éliminer les effets cumulés du stress, d'avoir une meilleure santé générale, d'avoir de meilleures relations interpersonnelles et de prendre des décisions de manière plus efficaces.[6] Vous ressentirez un certain détachement par rapport à ce que vous pensez et vous ressentirez ainsi plus

---

[6] Marcaurelle, R. (2016) *Enseigner la méditation pleine conscience: Outils pratiques et compréhension de l'interface psychologie et spiritualité - Volet 1.* Page 37

d'espace dans vos journées. Vous serez libre de croire ou non à ces scénarios mentaux qui, disons-le, n'existent pas toujours. La méditation vous permettra ainsi de faire de la place dans votre tête, pour y donner de l'attention aux choses dont vous avez vraiment envie et laisser aller les choses qui ne sont peut-être pas essentielles. Elle vous donnera cette place dont vous avez besoin.

Depuis quelques années, il est possible de retrouver plusieurs centaines d'études sur la méditation et la pleine conscience. Même si la structure des recherches et de la standardisation des méthodes de pratiques et d'évaluation laissent place à l'amélioration, il est clair que cette pratique offre plusieurs bénéfices à l'être humain.

Par exemple, en l'espace d'une session, une étude portée sur 359 étudiants universitaires de Taiwan démontra que la méditation et la pleine conscience avaient un effet bénéfique sur la mémoire et les performances cognitives. [7] L'enseignement du scan psychocorporelle, de la pleine conscience en mangeant, de la respiration, de la méditation, et de l'enseignement des principes de base du bouddhisme ont permis aux étudiants d'améliorer leur score à l'examen contrôle après 18 semaines d'intervention.

Une autre étude a été conduite sur un groupe de 112 femmes et 37 hommes d'âge

---

[7] Ho-Hoi Ching et al. (2015). Effects of a Mindfulness Méditation Course on Learning and Cognitive Performance among University Students in Taiwan. *Evidence-Based Complementary and Alternative Medicine*, Vol. 2015

médian de 50 ans aux prises avec des troubles psychologiques chroniques variés. Sur une période de 5 semaines seulement, l'étude démontra une amélioration de la gestion des émotions et du bien-être psychologique. [8] De plus, la méditation et la pleine conscience font maintenant partie intégrante du traitement de la dépression basé sur le style de vie. Le traitement de choix utilisé par la médecine moderne est la médication et la thérapie. Dans le but de prévenir les rechutes et/ou d'améliorer la condition des symptômes associés à la dépression et l'anxiété, chacun d'entre nous aurait avantage à intégrer un style de vie sain, incluant la méditation et la pleine conscience. [9]

Mon expertise m'amène souvent à travailler avec des entrepreneurs en état d'épuisement et des gens avec un historique particulier au niveau du poids. (régimes yo-yo, expériences négatives en salle, échecs à répétition, etc.) Lorsque ceux-ci viennent me voir pour mettre en place un mode de vie sain (principalement pour l'entraînement et l'alimentation), j'opte pour une première étape où l'on met en place la méditation dans leur vie. Leur niveau d'énergie s'améliore, donnant ainsi une fondation solide pour mettre en place le mode de vie qu'ils désirent.

[8] Mitchell, M., Heads, G. (2015). Staying Well: A Follow Up of a 5-Week Mindfulness Based Stress Reduction Programme for a Range of Psychological Issues. *Community Mental Health Journal, Vol. 51*, Issue 8, 897-902.

[9] Sarris, J. O'Neil, A. E Coulson, C. Schweitzer,I. Berk, M. (2014) Lifestyle Medecine for Depression. *BMC Psychiatry*, Vol. 107. doi: 10.1186/1471-244X-14-107

Chapitre 5

Vous êtes 100% responsables

CE N'EST PAS DE MA FAUTE…

Alexandre quitte son boulot avec une valise remplie de dossiers. Encore une fois, son patron lui a donné des dossiers en extra qu'il n'a pu refuser. Il doit absolument lui prouver qu'il est bon à ce qu'il fait et ne peut faire autrement que d'apporter le travail supplémentaire à la maison.

Sa copine, un peu fâchée du surplus de travail qu'il amène encore, le réprimande sur son incapacité à prendre du temps pour leur couple. Alexandre est désemparé. Sa propre copine ne comprend pas et cela l'épuise, lui qui doit déjà abattre un surplus de boulot.

Tout cela en plus d'un cours universitaire qu'il suit cet automne car il faut qu'il développe des compétences parallèles à celles déjà acquises. Il travaille tard le soir et ne prend pas le temps de déjeuner car il se met au boulot dès qu'il se réveille.

Évidemment, il manque d'énergie, sent sa copine plus distante et prend de plus en plus de poids. Ce n'est pourtant pas de sa faute, il doit absolument travailler et développer ses compétences. C'est sans surprise qu'il affirme ne pas avoir le temps de s'entraîner et de préparer des repas.

ANALYSE DE LA SITUATION

Dans cet exemple, Alexandre affirme ne pas avoir de temps pour s'entraîner et préparer ses repas.
- Son patron lui donne du boulot
- Sa copine ne comprend pas
- Il faut qu'il développe des compétences parallèles
- Il n'a pas le temps de s'entraîner et préparer des repas

Au fond, tout cela est sa responsabilité. C'est lui qui doit mettre ses limites au travail, apprendre à mieux communiquer, apprendre à trier l'essentiel de l'important pour assurer son équilibre de vie. Simple à dire, mais plus complexe à faire.

Dans cet exemple, Alexandre ne se croit pas responsable de ce qui lui arrive. Pourtant, il devrait faire tout le contraire. Pas dans le but de se juger ou se mettre une pression excessive, mais dans le but de percevoir une certaine liberté dans ce genre de situation.

Si vous ne vous croyez pas responsable de la situation actuelle et de celles à venir, cela veut dire que vous n'avez pas le pouvoir de changer. Cela veut dire que le changement repose entre les mains de quelqu'un ou quelque chose d'autre. Cela veut dire que le soi-disant coupable doit deviner et/ou prendre conscience de ce que vous vivez et de ce que vous désirez pour ajuster son comportement et/ou ses actions. Et si vous preniez les devants? Prendre les devants vous permettra d'avoir une partie du contrôle sur la façon dont vous vivez les choses. Pas d'un contrôle excessif, mais d'une liberté de choisir ce que vous avez envie de vivre, et de laisser-aller les choses sur lesquelles vous n'avez pas, ou peu de contrôle.

Se responsabiliser, c'est se donner le droit de réussir. C'est être proactif dans une démarche qui implique des échecs, du travail, des remises en question, une évolution. Lorsque nous décidons de changer nos habitudes, nous devons absolument bien communiquer avec notre entourage. Et pour bien communiquer, nous devons bien nous connaître, et bien connaître les raisons qui nous poussent à changer. En PNL, un postulat[10] affirme qu'il existe uniquement de mauvais communicateurs. En ce sens, c'est un peu votre responsabilité d'ajuster votre discours en fonction de votre interlocuteur pour réussir à faire passer un message. Si vous faites simplement râler quelque chose et que cela ne fait aucun sens pour la personne à qui vous parlez, votre message risque de ne pas passer comme vous le voulez… et c'est votre responsabilité.

---

[10] Les postulats de la PNL ne sont pas des affirmations prouvées scientifiquement, mais plutôt des concepts qui aident à mieux-vivre.

De façon plus générale, j'entends souvent dire:

« Mon boulot est trop exigeant pour que je mette cela en place » … votre responsabilité
« Mon/ma conjointe ne comprend pas ce que je veux et j'ai de la misère à changer mes habitudes » … votre responsabilité
« Je manque de temps » … votre responsabilité
« Il y a trop d'occasions de manger n'importe quoi » … votre responsabilité

Vous désirez changer. Vous désirez être plus en santé, perdre du poids, avoir plus d'énergie, être motivé. Je le sais, c'est pour cela que vous avez décidé de vous procurer ce livre. Si en ce moment vous n'avez pas les outils, l'entourage, la motivation, l'énergie, le temps ou la capacité de mettre ce qu'il faut en place, vous en êtes 100% responsable. Vous devez aller chercher la ressource dont vous avez besoin et prendre l'action nécessaire. La beauté de cela, c'est que comme vous êtes responsable, vous pouvez changer. **<u>Vous avez en vous toutes les capacités et les ressources pour réussir à atteindre ce que vous désirez.</u>**

Cette attitude vous permettra de progresser lorsque les choses iront moins bien. Si vous faites des efforts et qu'au bout de 2 mois vous ne voyez pas les changements voulus, vous êtes responsable. Vous êtes responsable et vous avez ainsi la capacité d'analyser ce qui s'est passé pour ajuster le tir et réussir. Vous n'avez peut-être pas consulté un professionnel compétent. Vous avez peut-être négligé certains détails de votre plan de match. Peut-être que votre perception de votre investissement d'efforts est fausse. Vous vous êtes peut-être fixé des objectifs irréalistes. Dans tous les cas, c'est votre responsabilité. C'est votre responsabilité d'accepter vos erreurs et de prendre l'action appropriée pour réussir à vous rendre où vous désirez.

Dans tous les cas, ne vous mettez pas de pression excessive. Peut-être que la tempête est trop forte et que ce concept n'est pas aidant pour vous. Par contre, peut-être n'avez-vous pas encore vraiment pris les responsabilités qui vous reviennent en matière de santé et bien-être. Peut-être êtes-vous inconsciemment évasif face à cela. Dans ce cas, je vous invite à vous responsabiliser et prendre ce qui ne fonctionne pas sur vos épaules pour le transformer en quelque chose qui vous satisfera. Car vous avez en vous tout ce qu'il faut pour avoir une vie pleine et satisfaisante.

Chapitre 6
Une relation saine à
« l'échec »

LE FAMEUX MOIS DE JANVIER

Marie-Michelle désire changer ses habitudes de vie. Elle s'est dit pendant la période des fêtes qu'au retour du travail, elle se prendrait en main. En janvier, elle décide de se faire évaluer par un entraîneur. Il lui propose un plan d'entraînement ainsi que des recommandations nutritionnelles pour l'aider à perdre un peu de poids, avoir plus d'énergie et être plus en santé.

Ainsi, elle débuta son entraînement trois fois par semaine, environ 60 minutes par séance. Au niveau nutritionnel, elle doit réintégrer ses déjeuners, puis planifier des collations dans la journée. Rien de trop compliqué. Les 2 premières semaines, elle réussit le plan à merveille. La troisième semaine, elle manqua un entraînement à cause d'une rencontre qui s'est terminée plus tard que prévu avec un client. Ce soir-là, elle arriva chez elle et mangea un peu plus que prévu, probablement dû au stress et à l'émotivité de la rencontre.

La quatrième semaine, elle réussit à retrouver le plan de match.

La cinquième semaine, elle put faire un seul entraînement et manqua considérablement de temps le matin pour déjeuner. La vitesse à laquelle se déroulent ses journées l'empêcha de faire ce qu'elle devait faire. Elle se sent coupable et commença à avoir un sentiment de perte de contrôle.

La sixième semaine, elle se demanda bien si tout l'effort en valait la peine. Elle manqua sa semaine d'entraînement, et laissa tomber les collations. Au final, elle abandonna complètement sa démarche.

ANALYSE DE LA SITUATION

Vous reconnaissez-vous? Était-ce que Marie-Michelle était incapable de mettre en place le plan de match ou que son travail est réellement trop exigeant? Non, car elle a réussi à le suivre correctement 3 semaines en tout. Ici, l'organisation du temps et des priorités est un élément clé de la réussite. Il est donc inutile de se sentir coupable de ne pas s'être entraîné ou d'avoir oublié de déjeuner. Vous n'avez pas à vous punir mentalement pour cela.

La rétroaction ici, c'est que lorsque Marie-Michelle ne prend pas le temps d'organiser ses semaines, elle a de la difficulté à avoir un mode de vie sain. La priorité:

trouver 1 heure par semaine, idéalement le samedi ou dimanche, où elle pourra prévenir les imprévus et organiser sur papier sa semaine. Ainsi, lorsqu'elle manquera une semaine, elle saura que le manque d'organisation est la cause du problème et non l'entraînement ou l'alimentation en soi.

Les gens qui réussissent ce qu'ils veulent dans la vie ont développé une relation saine avec l'échec. En fait, l'échec n'existe pas vraiment pour eux. Si nous définissons l'échec comme étant le non-accomplissement d'une situation, d'un projet, d'une relation, d'un événement, d'une tâche ou d'une attente face à quelqu'un ou quelque chose, l'échec n'est pas une fatalité. C'est plutôt une rétroaction que nous recevons par rapport à la situation en question.

Pour vraiment réussir une démarche de santé et perte de poids, vous devez avant tout savoir que vous échouerez, à un moment ou un autre. Quelque part dans le processus, il y aura un échec, plus ou moins grand. Vous pourrez vous démotiver. Vous pourrez avoir envie de manger tout ce qui vous tombe sous la main. Vous pourrez avoir envie de tout lâcher, de retomber dans vos vieilles pantoufles. Vous vous direz que c'est la fin, que c'est impossible que ça fonctionne pour vous. Il se peut même que vous ayez suivi un plan à la lettre et qu'il ne donne pas les résultats escomptés.

L'émotion qui vous habitera à ce moment précis vous trompera. Elle ne jouera pas en votre faveur. Elle ne vous permettra pas de reprendre le dessus. Ce sera votre capacité à réagir à celle-ci qui vous permettra d'avancer, et non l'émotion elle-même. L'émotion issue de la situation est une chose. La situation elle-même, ce n'est qu'une rétroaction sur les actions des dernières semaines, des derniers mois. Rien d'autre.

Pour réussir votre démarche, vous devrez développer une bonne relation avec l'échec. Ça doit devenir un moyen d'apprentissage puissant, une façon de vous poser les bonnes questions et de continuer d'avancer. Pas une fatalité.

Vous devez, avant de commencer, être conscient que ça ne marchera pas toujours comme vous voulez et c'est correct. Ça fait partie du processus. Si vous faites des efforts pendant un an en acceptant que ce ne soit pas toujours parfait, vous aurez progressé. Ça, ça compte. Si vous progressez, vous vous dirigez vers ce que vous voulez vraiment.

L'être humain veut des résultats hier. C'est ce qui rend la démarche en perte de poids et santé difficile, car c'est une démarche à long terme, un processus. En plus, nous sommes portés à être émotif lorsque nous parlons de poids et de bien-être. Nous avons souvent tendance à nous comparer, à voir l'herbe plus verte sur le terrain des voisins. Nous croyons que tout doit être parfait sinon ça ne vaut pas la peine. Si nous ne sommes pas capables de tout faire à la perfection, nous nous décourageons. En désirant des résultats rapides, même s'il se peut que ça arrive, il serait une erreur de faire des changements drastiques dans votre style de vie. Cette décision vous mènera à prendre action de la mauvaise façon, dans un état d'esprit fragile et non durable.

Chapitre 7
Quelle quantité de courage aurez-vous besoin?

Une aptitude qui vous sera pratique pour atteindre votre objectif est le courage. On définit le courage comme:

« Fermeté, force de caractère qui permet d'affronter le danger, la souffrance, les revers, les circonstances difficiles. »[11]

Le changement, peu importe sa nature, demande du courage. Que ce soit la naissance de votre premier enfant, votre désir de perdre du poids ou votre désir d'arrêter de fumer la cigarette, tout cela vous demandera de puiser dans une certaine quantité de courage.

Je suis convaincu que lorsque vous vous visualisez à travers l'exercice 1, vous avez vraiment envie d'atteindre ce qui est écrit. Du moins, cela doit suffisamment faire de sens pour vous motiver. Sur une échelle de 0 à 100, vous aurez tous besoin d'une dose variable de ce courage, en fonction de l'écart qui sépare votre état actuel de votre état désiré. Entre perdre 10 lb ou en perdre 100, cela n'en demande pas la même quantité.

---

[11] Courage. Dans *Dictionnaire Larousse en ligne.* Repéré à http://www.larousse.fr/dictionnaires/francais/courage/19872?q=courage#19760

Dans les prochaines lignes, je vous donne des exemples en quoi le courage sera nécessaire dans une telle démarche. Le but n'est pas de vous effrayer, au contraire. Le but est de vous rendre conscient de ce qui risque d'arriver. Cette simple prise de conscience vous aidera à prendre une meilleure décision au moment où celle-ci se présentera. Dans les prochains paragraphes, j'utilise « vous devez », mais dans les faits, c'est vous qui choisissez ce que vous désirez changer.

Votre premier allié, c'est votre partenaire de vie. Vous devez avoir le courage de lui communiquer l'importance de ce que vous désirez vraiment. Vous devez bien lui communiquer vos désirs pour qu'il ou elle ait envie de vous suivre dans ce changement permanent ou de vous supporter dans votre démarche.

Par la suite, vous devez avoir le courage de réapprendre à faire votre épicerie. Lors de vos achats, vous devez trouver des solutions pour limiter l'achat de certains aliments pour vous, votre conjoint ET vos enfants. Vous aurez peut-être besoin d'avoir le courage de rééduquer vos enfants à manger moins de sucres et plus de fruits! Si vous vous retrouvez avec une panoplie d'aliments malsains dans votre garde-manger, il est fort probable que vous ayez tendance à grignoter de façon inutile en fin de soirée. (Alors que vous n'avez peut-être pas faim) Vous devez donc vous armer de courage pour être positif dans la mise en place de toutes ces nouvelles habitudes au sein de votre famille et votre couple.

Vous devez aussi apprendre à cuisiner différemment (ou cuisiner tout court, pour certains). Cuisiner des aliments variés, planifier vos repas, mieux comprendre ce que vous mangez et vous assurer d'entretenir une relation saine avec l'alimentation. Pour être plus constant dans votre saine alimentation, vous devez faire certains choix entre les sorties au restaurant entre amis, les 5 à 7, les dîners rapides du midi, etc. Pas que ce ne soit pas sain de faire ces sorties. Mais il est faux de croire que de toujours aller au restaurant et que de manger de la restauration rapide vous permettra d'être au meilleur de vous-même. Pour ce faire, vous devez vous armer de courage, pour réfuter les: « Voyons Jean, ce n'est pas ton nouveau « régime » qui va t'empêcher de manger notre pizza du jeudi? Franchement! Ça n'a pas de sens! » Pour faire abstraction du: « Allez ma chérie, on va se chercher une bouteille de vin là, j'ai envie de boire avec toi. » Tout cela va arriver. Et dans l'équilibre que je crois sain dans la vie d'un individu, c'est correct. Mais si tous ces éléments combinés ne permettent pas à votre corps d'obtenir une certaine vitalité à travers vos choix alimentaires, vous devez dire non. Et vous devez prendre responsabilité de la gestion de ces différents événements pour que vous n'ayez pas l'impression d'être dans une bulle de verre et de vous restreindre, mais plutôt dans un projet de vie motivant. Plus cela est bien établi dans votre tête et votre vie, moins il sera exigeant de changer vos habitudes.

Vous devrez aussi remettre en question certaines habitudes néfastes que vous avez: écouter trop de télévision, être trop à l'ordinateur, écouter trop de films, jouer aux jeux vidéo, etc. Vous devez agir différemment. Vous devez vous familiariser avec au moins une activité sportive, tout dépendant de votre objectif. Pour changer tout cela, ça prend du courage.

Je trouve très intéressant de dire que le courage, c'est d'être un peu plus soi-même. Être soi-même, c'est avoir la capacité d'accepter et d'assumer qui nous sommes et ce que nous désirons atteindre. Vous devez vous armer de courage pour réussir à développer une confiance en vous vous permettant d'être moins sensible au jugement d'autrui. Vous devez créer l'environnement que vous désirez autour de vous, pour qu'elle vous permette de vous amener où vous le voulez. Si vous trouvez que votre situation actuelle ne reflète pas ce que vous désirez, vous devez avoir le courage de l'accepter et de progressivement la transformer. Si vous désirez que ça fonctionne, vous devez créer l'environnement qui vous permettra d'y arriver.

Votre environnement, c'est comme le moteur de notre voiture, vous vous rappelez? Si vous démarrez votre voiture et qu'on entend un petit bruit, un petit grincement, ou que vous passez votre changement d'huile de quelques centaines de kilomètres, c'est rien. Si vos pneus ne sont pas parfaitement alignés, ce n'est pas dramatique. Mais si vous démarrez votre voiture et qu'à chaque fois vous devez arrêter sur le bord de l'autoroute pour réparer quelque chose, c'est vraiment dérangeant. Il se peut que ça vous empêche de vous rendre à destination.

Concrètement, si chaque fois que vous revenez de vous entraîner votre conjoint se plaint de votre absence, c'est dérangeant. Si chaque fois que vous désirez manger votre lunch santé, vos collègues vous jugent pour vos choix, c'est dérangeant. Si à chaque fois que vous proposez des fruits à vos enfants et que ceux-ci font une crise, c'est dérangeant. Si chaque fois que vous cuisinez, votre partenaire se plaint de vos repas, c'est dérangeant. Si tous les soirs votre patron vous demande de rester pour faire du travail supplémentaire, c'est dérangeant. Et si nous combinons un ou plusieurs de ces événements, il se peut que ce soit décourageant. Qu'il y ait des pépins de temps à autre, c'est normal. Mais si vous luttez contre votre quotidien pour arriver à mettre en place un mode de vie vous permettant d'atteindre ce que vous désirez, c'est difficile. Et pour transformer cela, ça prend du courage.

Chapitre 8
Garder sa motivation

Le manque de motivation est un grand coupable de l'inactivité physique. Parmi toutes les raisons possibles justifiant un mode de vie sédentaire, le manque de motivation est la raison que la plupart des gens donnent lorsque je les rencontre pour une première fois. En effet, ça prend une certaine motivation pour s'entraîner et mieux manger. Je crois que nous sommes motivés à faire uniquement les choses qui ont du sens pour nous. Pour cette raison, je ne crois pas que c'est le manque de motivation le problème, c'est le manque de sens de la démarche. Vous désirez vous entraîner? Pourquoi? Parce qu'il paraît que c'est bon? Parce que votre collègue le fait? Parce que vous avez acheté une taille plus grande de pantalon la semaine dernière? Est-ce une raison suffisante pour vous permettre de rester motivé dans le temps?

En fait, il y aurait plusieurs raisons pour abandonner sa démarche. Le manque de résultat peut être une raison. Si vous mettez de l'énergie dans votre entraînement, votre alimentation et votre rythme de vie et que vous ne voyez pas les résultats escomptés, c'est effectivement très démotivant. Peut-être que l'objectif que vous vous étiez fixé n'était pas suffisamment important pour que vous changiez votre style de vie pour de bon. Ou, au contraire, peut-être vous êtes-vous fixé des objectifs irréalistes. Peut-être avez-vous été trop rigide et avez associé style de vie sain à restriction sévère. Peut-être que vous ne vous identifiez pas à l'environnement que vous aviez choisi: le centre de conditionnement physique ou l'activité. Et au final, vous associez votre abandon au manque de motivation. Rappelez-vous, ce n'est qu'un mot croisé. Vous avez positionné le mauvais mot au mauvais endroit. Je sais que vous avez envie, à votre façon, d'amener du changement dans votre vie. Gardez cela en tête. Ne laissez pas tomber vos rêves à cause d'un mot mal placé.

Si je renverse la question, je vous demanderais: « Qu'est-ce qui pourrait vous pousser à continuer? » Parfois, l'erreur est de mettre uniquement l'attention sur les résultats physiques, sans en apprécier la démarche. Il est possible de faire un beau parallèle entre cette citation de De Margaret Lee Runbeck et l'activité physique: « Le bonheur n'est pas une destination, mais une façon de voyager. » En ce sens, un mode de vie sain ne vous permet pas de perdre du poids, mais vous permet d'avoir une vitalité optimale. Cette vitalité permettra à votre corps de réguler son poids. (et de réussir à atteindre ce que vous voulez dans votre vie) Cela fait partie d'un tout. Et le style de vie ne doit pas vous permettre d'arriver quelque part de précis, mais vous permettre d'apprécier la démarche elle-même. Pour modifier votre perception de la motivation, je vous propose de modifier vos repères habituels: le pèse-personne, vos jeans et votre miroir, en échange de votre bien-être, votre niveau d'énergie et l'appréciation de vos journées.

Ancienne équation
Activité physique + régime = perte de poids

Nouvelle équation
Activité physique + mode de vie sain = vitalité optimale

Avec certains clients, lorsque nous enlevons l'attention sur le poids et que nous mettons l'attention sur leur niveau de vitalité et d'énergie, la démarche prend un autre sens et l'envie de poursuivre s'accentue. Qui a vraiment envie de se sentir léthargique le matin?

Pour ceux et celles qui ne se sentent pas interpellés par ce changement d'attention et de repères, je vous propose un exercice qui vous permettra de changer complètement la compréhension de ce qu'un niveau de vitalité optimal peut amener dans votre vie.

EXERCICE 2 - RÊVER SA VIE[12]
Cet exercice est pour moi un vrai bijou. Nous devrions tous le mettre en place dans nos vies. Si vous désirez approfondir ce concept, car ce n'est pas le sujet premier du livre, je vous suggère de lire les oeuvres de John P. Strelecky, auteur du

---

[12] Si vous désirez faire l'exercice et qu'à la fin de celui-ci vous ne ressentez pas une émotion positive, gardez une certaine distance avec celui-ci. Cela veut simplement dire que ce n'est pas un bon exercice pour vous.

livre à succès « Le Why Café », et de vous inspirer de ses livres pour transformer certaines croyances limitantes. L'exercice suivant vous permettra d'élargir votre perception de votre environnement et de votre situation. Lorsque cette perception s'est élargie, c'est difficile de la ramener à ce qu'elle était auparavant. Pour bien effectuer cet exercice, vous aurez besoin de 3 feuilles de papier.

ÉTAPE 1 : INSCRIVEZ SUR VOTRE PREMIÈRE FEUILLE VOTRE VIE RÊVÉE

Sur la première feuille, je vous invite à rêver votre vie. Ne soyez pas hypocrite. Ne vous faites pas croire qu'en ce moment tout est parfait. Je ne vous crois pas. Vous n'êtes peut-être pas loin de votre vie de rêve. Ou, au contraire, complètement à l'opposé. Prenez une feuille, assoyez-vous, et rêvez. Prenez le temps de visualiser votre vie si vous pouviez en décider chaque détail. Sans limite financière. Sans limite géographique. Sans limite familiale. Sans ces vieilles croyances qui vous font croire que vous ne pourriez pas le faire. Sans avoir peur de perdre votre emploi. Sans risque de se faire traiter de professionnel lâche. Juste par pure folie. Réfléchissez exactement à quoi ressemblerait votre vie idéale, si vous pouviez faire ce que vous voulez. Votre rêve d'avoir un kiosque de cup cake dans un quartier défavorisé pour amener la joie dans ces familles. Votre rêve de suivre des cours de musique et sortir l'album que vous avez toujours voulu faire. Votre rêve d'avoir une famille et de leur donner ce dont ils ont besoin pour s'épanouir. Votre rêve d'aller en campagne et devenir autosuffisant. Votre rêve de bâtir l'entreprise qui vous anime. Votre rêve d'enseigner à l'étranger. Inscrivez tout ce qui ferait en sorte que sur votre lit de mort, vous pourriez dire que vous avez profité de votre passage sur Terre. Que vous avez laissé la trace qui représente vos valeurs profondes. Remplissez votre feuille de folies et soyez assez précis. Décrivez dans les moindres détails comment ça se passerait, ce que ça prendrait, avec qui vous seriez, ce que vous feriez. Sans être réaliste.

ÉTAPE 2: INSCRIVEZ CE QUE ÇA PREND POUR Y ARRIVER

Théoriquement, vous devriez avoir un contenu assez irréaliste sur votre feuille. Dressez un plan exact de la route à suivre pour arriver à mettre en place votre vie rêvée (plan qui sera, en passant, aussi utopique que ce que vous avez écrit sur la feuille précédente). Ça peut nécessiter de déménager, de laisser votre conjoint, de trouver des écoles internationales, de vendre des biens, de moins voir votre famille élargie, de laisser votre emploi, de partir à l'aventure, etc. Peu importe si vous trouvez que cela a du sens ou non, inscrivez le chemin, ÉTAPE PAR ÉTAPE, qui vous sépare votre situation actuelle à votre rêve. Ne mettez pas votre raison dans cette étape. Si vous essayez d'être trop rationnel, vous n'êtes présentement pas en train d'élargir vos perceptions, mais simplement de naviguer à travers ce que vous considérez raisonnable. Laissez-vous aller. Allez mentalement où vous n'êtes encore jamais allé.

ÉTAPE 3: METTEZ-Y MAINTENANT DU RÉALISME

Prenez la troisième feuille, et inscrivez ce que vous considérez réaliste par rapport à la démarche. Maintenant que vous avez éclaté les limites de ce dont vous avez envie, allez-y étape par étape pour mettre en place votre chef-d'oeuvre. Peut-être aurez-vous envie d'enlever certaines choses. Ou encore d'en rajouter d'autres. Mettez-y maintenant un peu de rationnel et ajustez votre rêve pour qu'il tienne un peu plus la route. Vous pouvez recommencer les 3 étapes plusieurs fois si certaines idées se transforment pendant l'exercice.

Petite note sur cet exercice: celui-ci doit être aidant. Il doit vous motiver. Si vous ressentez du stress, de la pression ou un inconfort en le faisant, ne vous en préoccupez pas pour l'instant. Cet exercice doit être un outil de motivation, aidant à votre succès et votre épanouissement. Pas un élément de stress et une pression supplémentaire à faire quelque chose. C'est vous qui décidez ce que vous désirez mettre en place dans votre vie, pas moi. Si cela ne fait pas de sens pour vous et ne vous donne pas d'ailes mais plutôt un boulet encore plus lourd, ne l'utilisez pas. Ce n'est pas une bonne stratégie pour votre mot croisé.

ÉTAPE FINALE: ÉCRIRE LA CARTE MENTALE DE SON PLAN

Pour ancrer un peu plus votre démarche, je vous propose de faire une carte mentale de votre plan (mindmap en anglais). Cet outil vous permettra de créer une version imagée de votre plan. La carte mentale, c'est simplement de créer une affiche plus visuelle de votre rêve de vie sur un carton que vous pourrez garder près de vous.

EXEMPLE DE CARTE MENTALE

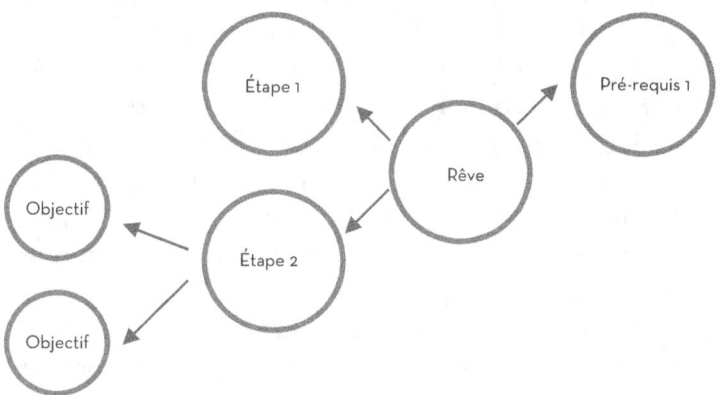

Pour bien réussir une carte mentale, il faut simplement que les éléments inscrits sur votre feuille #3 soient illustrés de façon visuelle et logique. Il n'y a pas de méthode précise. Il existe plusieurs applications et logiciels gratuits en utilisant le terme « mindmap » si vous aimez cet exercice.

Maintenant, vous avez quelque chose de plus grand que votre objectif de départ pour transcender votre désir de perdre du poids, ou simplement vous sentir mieux. Si vous mangez de la restauration rapide, restez inactif et manquez constamment d'énergie, comment arriverez-vous à mettre ce merveilleux plan de vie en oeuvre?

Pour garder votre motivation, je vous invite à ajouter à vos objectifs de nature physique une recherche sur votre mission de vie. Faites de votre objectif santé un prérequis à quelque chose de plus grand. Donnez du sens à votre démarche de mieux-être. Faites-en une partie prenante de vos objectifs de vie. « *If you have a dream big enough, you don't need a crisis* » Si vous désirez bâtir une entreprise, vous n'aurez pas le choix d'être au meilleur de votre forme pour affronter la charge de travail que cela implique. Si vous désirez fonder une famille, vous n'aurez pas le choix d'être une mère ou un père regorgeant d'énergie pour donner à vos enfants toute l'attention et l'amour dont ils ont besoin. Si vous désirez parcourir le monde, vous devrez être en bonne condition physique pour être capable de voir et de vivre chacune des activités dont regorge notre planète.

La vraie motivation, la vraie vitalité, l'énergie que tout un chacun recherche lorsqu'il ouvre les yeux le matin, ça débute dans le sens que l'on donne à nos journées, à nos semaines, à nos mois, à notre vie. Le sens et la clarté des éléments qui parsèment notre quotidien sont un prérequis pour la réussite de notre démarche. Une fois que cela est clair pour vous, prenez la décision d'y arriver, mettez votre attention sur ce que vous voulez, et créez-vous un environnement qui vous permettra d'y arriver. Je vous promets que vous ne me parlerez plus de motivation par la suite!

Chapitre 9
Votre amour propre

Pour certains d'entre vous, le chapitre précédent vous permettra de transformer la perception que vous avez de votre démarche. Pour d'autres, un peu moins. Peut-être vous retrouvez-vous dans cette situation où, en ayant fait l'exercice de la page précédente, vous vous êtes rendu compte que vous aimez vraiment la situation dans laquelle vous vous trouvez. Vous êtes stimulé par tout ce qui entoure votre vie: votre travail, vos activités, votre cercle social, votre famille, vos projets, etc. Il se peut que si votre vie continuait comme cela jusqu'à 117 ans, vous soyez envahi d'un sentiment de satisfaction incroyable. Comme si la seule partie du mot croisé que vous n'avez pu élucider est: « comment se fait-il que malgré mes intentions de perdre du poids, je ne m'en trouve pas capable? »

Est-ce vraiment important d'être mince? La société actuelle renvoie selon moi des standards physiques quasi inatteignables pour beaucoup de personnes. Pas que ce soit vraiment irréaliste ou impossible à atteindre, mais au fond, avons-nous vraiment besoin de cela pour être heureux?

Je vous pose alors la question suivante: qu'est-ce qui sera si différent dans votre vie après avoir perdu du poids? Pourquoi donnez-vous autant d'importance à cela? Que vous empêchez-vous réellement de faire à cause de votre composition corporelle actuelle? Faites-vous ces démarches parce que vous vous aimez ou parce que vous n'aimez pas votre corps?

Si perdre du poids est le combat des 20 dernières années, arrêtez de vous battre. Arrêtez de vous mutiler. Je n'ai jamais vu une entreprise réussir en mutilant ses employés. Je n'ai jamais vu une famille s'épanouir en battant ses enfants. Je n'ai jamais vu une communauté de solidifier en faisant la guerre. Pourquoi alors vous battez-vous?

L'amour propre est une fondation importante dans votre processus. Faites ces changements parce que vous en valez la peine. Parce que vous vous aimez. Parce que vous le méritez. Donnez-vous ce droit d'être à l'avant-scène de votre vie. Prenez les décisions qui vous reviennent parce que vous vous aimez et que vous avez envie de donner à votre corps l'attention, l'énergie et la vitalité qu'il mérite.

Si vous avez envie de creuser plus loin dans cet aspect de relation à soi-même, vous devez lire les ouvrages de Geneen Roth, auteur du livre à succès « Lorsque manger remplace aimer ».[13] Permettez-vous d'aimer la petite fille et le petit garçon en vous, avec vos qualités et vos défauts. Vos pistes d'actions changeront alors. Votre senti deviendra différent.

---

[13] Roth, G. (1999) *Lorsque manger remplace aimer.* Les Éditions de l'Homme

Chapitre 10
Votre réservoir émotionnel

Vous désirez perdre du poids. Vous savez que le nombre d'heures de votre emploi et que votre relation actuelle avec votre conjoint ne vous situe pas dans un environnement qui vous permettra d'y arriver. De plus, vous vous sentez considérablement épuisé. Même si, peut-être ne voudrez-vous pas vous l'avouer, vous auriez besoin de gros, gros changements dans votre vie pour réussir à atteindre vos objectifs, qu'est-ce qui est logique de mettre en place actuellement? Peut-être que simplement prendre l'habitude de marcher, de boire plus d'eau et de débuter le processus de réflexion serait une bonne première étape, la bonne décision à prendre. Peut-être que juste ces tâches pourraient être votre premier paragraphe. Simplement parce que votre réservoir émotionnel est trop vide pour vous permettre de vous entraîner jusqu'à avoir votre 6 packs risque de vous décourager au moment ou l'on se parle. Allez-y donc une étape à la fois. Sans vous juger. Respectez le niveau d'énergie à votre disposition. Tout cela est processus. Une aventure extraordinaire qu'est la vie. Ne vous mettez pas de pression excessive, la vie moderne nous en met déjà suffisamment. Donnez simplement le coup d'envoi à cette démarche. Permettez-vous de fermer la page des derniers chapitres de votre vie, rangez le livre dans une bibliothèque et commencez à écrire le livre de votre nouvelle vie.

« *Nous avons 2 vies: la deuxième débute lorsque nous réalisons que nous en avons juste une* »

Section 2

Plan de match pour perdre du poids

Chapitre 11
Structure d'un bon plan de match

Je crois que nous avons réussi, dans la première section, à mettre en perspective la place que prend cette démarche dans votre vie. Depuis les 10 dernières années, je me suis plus intéressé au changement de comportement qu'au plan de match lui-même. Je crois que la clé d'une réussite permanente ne réside pas uniquement dans le plan, mais dans notre capacité à le mettre en place à court, moyen et long terme. Ce plan, il n'est pas si compliqué que ça en théorie. Du moins, il ne doit pas l'être. Le marketing de l'industrie agroalimentaire et des méthodes de perte de poids donnent des messages relativement différents et contradictoires faisant en sorte que la plupart des gens ont de la difficulté à savoir quoi faire. Lors de la première rencontre client, beaucoup me disent qu'ils ne savent pas si ce qu'ils mangent ou ce qu'ils font comme activité/entraînement est vraiment bon pour eux.

C'est pourquoi je serai très bref dans les explications d'un bon plan de match. La réalité est que vous avez probablement une bonne idée de ce que vous devez faire pour avoir un poids santé et une meilleure énergie: boire de l'eau, manger plus de légumes, bouger régulièrement, vous coucher un peu plus tôt, etc. Mon approche, je l'espère, vous permettra de vous autoréguler dans le temps: c'est-à-dire de vous ajuster à travers les nombreux obstacles qui se présenteront à vous.

Au moment où j'écris ce livre, je viens tout juste de rechercher sur amazon.ca les grands thèmes liés à la perte de poids et la santé:
- Nutrition: 201 174 résultats
- Santé: 98 544 résultats
- Régime: 22 072 résultats
- Entraînement: 2 952 résultats
- Maigrir: 1 163 résultats
- Recettes: 10 986 résultats

Disons que vous avez environ 340 000 méthodes pour perdre du poids, trouver des techniques d'entraînement, préparer des recettes, adopter le bon régime et être plus en santé. Simplement au niveau de la nutrition, nous obtenons plus de 200 000 résultats. Est-ce si compliqué de bien s'alimenter et de s'entraîner?

Perdre du poids ou être en meilleure santé demande une vue d'ensemble sur votre vie: ce que vous mangez, l'organisation de vos semaines, comment vous bougez, la fréquence de vos entraînements, votre emploi du temps, votre niveau de stress, les éléments qui nuisent à votre démarche, etc. Pour que ça fonctionne, un bon plan de match doit comporter des aspects:
- Nutritionnels et/ou Mode de vie
- Mentaux et/ou Émotionnels et/ou Spirituels
- Activité physique

Pourquoi? Car vous ne pouvez pas dissocier la réalité de votre vie à votre désir de perdre du poids. Vous ne pouvez pas mettre en veilleuse votre travail pour manger toutes les 3 heures. Vous ne pouvez pas enfermer vos enfants pour éviter qu'ils vous réveillent la nuit dans le but de bien récupérer. Vous ne pouvez pas mettre sur pause votre relation de couple si votre conjoint ou conjointe ne vous appuie pas dans vos démarches. Les changements que vous devrez faire auront un impact sur votre environnement actuel et votre environnement aura un impact sur vos décisions. Pour bien naviguer à travers cela, il faut un plan de match intégratif, complet. Un intuitif mélange d'organisation, de rigueur, et de laisser-aller.

Chapitre 12
Le stress

Si vous demandez à 10 personnes autour de vous si elles sont stressées, 5 d'entres elles vous répondront que oui, 2 qu'elles en font trop et une vous dira qu'elle se sent épuisée. Le stress a sa part de responsabilité dans le processus de perte de poids, de santé et bien-être en général, c'est maintenant bien prouvé.[14]

COMPRENDRE LE STRESS

Le stress, si nous revenons à nos réflexes de survie, est quelque chose de très positif pour l'être humain. Pour imager le concept, si je tombe face à face avec un Grizzly, mes glandes surrénales (glandes situées au niveau des reins) sécréteront de l'adrénaline et de la noradrénaline. Ces hormones enclencheront une série de processus physiologiques me permettant de survivre: dilatation des pupilles, augmentation du débit cardio respiratoire, augmentation de l'apport sanguin aux muscles et augmentation de la tension artérielle. Tout cela me permettra soit de me battre contre l'animal, soit de m'enfuir à toute vitesse. C'est ce qu'on appelle le principe du « Fight or Flight », ou frappe et fuit en français.

Maintenant, imaginez que je réussis à courir assez rapidement pour me sauver du Grizzly.

---

[14] Chandola T., Brunner E., Marmot M. (2006) Chronic Stress at Work and The Metabolic Syndrome. *BMJ, Vol. 33, pages 521-525*

Complètement épuisé, je me retourne, et je vois un autre Grizzly qui veut ma peau. Le corps, en manque d'adrénaline et de noradrénaline, sécrétera du cortisol pour me permettre de survivre à nouveau. Moins efficace que l'adrénaline, le cortisol me permettra aussi d'augmenter mes chances de survivre en activant les mêmes processus physiologiques. Par contre, je serai aux prises avec des effets secondaires moins désirables, comme l'augmentation de mon appétit et de mon niveau de sucre sanguin, une diminution de la sécrétion d'hormones de croissance, de mélatonine et d'hormones thyroïdiennes et, à plus long terme, une diminution de la masse osseuse et une diminution de l'efficacité du système immunitaire.

Si je me sauve du Grizzly durant 20 minutes lors de la deuxième poursuite, les effets secondaires ne m'affecteront pas ou très peu. Cependant, si cette poursuite s'éternise, ou si elle revient de façon chronique, ces symptômes seront de plus en plus présents et risquent d'avoir des conséquences plus graves sur ma santé. En ce sens, disons que notre quotidien ressemble parfois à une poursuite éternelle contre le temps, les performances, les tâches ou les engagements.

STRESS PSYCHOLOGIQUE ET PERCEPTION

Évidemment, si vous vous retrouvez en face d'un Grizzly, il n'y a aucun doute, vous ferez face au stress. Tous les processus physiologiques décrits plus haut s'enclencheront. Par contre, si nous sommes en forêt et que je vous dis: « Attention, il y a un Grizzly! », et que vous y croyez vraiment, ces mêmes processus prendront place, même si le Grizzly n'y est pas. Les perceptions et les croyances que vous entretenez face à ce que vous vivez affecteront donc votre niveau de stress. Vous ressentirez ses effets indésirables par la simple force de votre pensée.

Imaginez la situation suivante. Il y a 25 ans, vous viviez dans un petit voisinage où tout le monde se connaît. Lorsque vous étiez jeune, vos parents prenaient un soin fou de leur terrain. La pelouse était tondue tous les 4 jours, le jardin entretenu, les bosquets taillés, etc. Vous avez développé la croyance que pour inspirer la réussite aux yeux de votre entourage, votre terrain doit être impeccable. Maintenant rendus à 35 ans, avec 4 enfants, votre conjointe et vous travaillez beaucoup plus que vous pensiez, mais vous n'avez jamais relativisé vos croyances et perceptions. Ainsi, vous continuez à croire qu'il faut tondre la pelouse et entretenir votre terrain tous les 4 jours. Avec les engagements professionnels et familiaux, la quantité de travaux ménagers que vous vous imposez induit un surplus de stress, néfaste à votre santé. Cette simple croyance peut générer un stress relativement élevé chez un individu, semblable à une poursuite avec un Grizzly.

Cette petite anecdote m'est réellement arrivée lors d'une conférence que j'ai donnée chez un client. Nous étions en petit groupe, et lors de la présentation, j'ai demandé si un ou plusieurs des participants ressentait parfois du stress et comment cela se manifestait. L'un d'eux nous a confié (j'ai oublié de vous dire que nous étions au mois de février) qu'il ressentait déjà du stress par rapport au fait qu'il devra organiser son bois de chauffage l'automne prochain, et qu'il devait pelleter son entrée en fin de semaine. Le stress reste donc une question de perception et est difficile à quantifier.

Ces perceptions sont issues de votre bagage génétique et de vos expériences passées. Elles se forgent à travers vos sens: ce que vous voyez, ce que vous entendez, ce que vous sentez et ce que vous ressentez. C'est pourquoi certaines personnes se sentent surchargées à l'idée de faire le lavage et tondre la pelouse et que d'autres personnes sont à l'aise de gérer 5 entreprises et avoir une famille de 3 enfants. Tout cela n'est qu'une question de perception. Heureusement pour nous, des perceptions, ça se change. Ça se transforme. Ça évolue.

SOURCES DE STRESS PSYCHOLOGIQUE

Le Grizzly se manifeste donc de différentes façons dans nos vies. Dr. Sonia Lupien, chercheur de l'Université de Montréal et auteure du livre « Par amour du stress »[15], nous explique que le stress proviendrait de 4 sources:

---

[15] Lupien S. (2010) *Par amour du stress*. Montréal: Éditions au Carré

C - Contrôle - Sentiment de ne pas avoir de contrôle sur une situation

I - Imprévisibilité - Un événement imprévisible perturbe votre équilibre

N - Nouveauté - Une nouveauté demande de l'adaptation

E - Ego menacé - Votre personne est mise à l'épreuve

Si nous prenons l'exemple de notre homme de 35 ans et de sa pelouse, disons que cela pourrait être un mélange de manque de contrôle et d'ego menacé. D'une part, il croit perdre le contrôle de ses journées car il a trop de choses à faire. D'autre part, il se met cette pression car pour lui, avoir un terrain qui n'est pas entretenu aux 4 jours serait un échec aux yeux de son voisinage et donc une atteinte à son ego.

Ainsi, plus une situation comporte des variables issues de l'acronyme CINE, plus une situation est jugée stressante et plus elle aura une influence sur votre organisme. Cette situation aura un impact sur votre corps en fonction de l'importance et de la perception que vous y accorderez.

UNE NOUVELLE STRESSANTE

Marc arrive au bureau un lundi matin et on lui annonce que le système informatique a changé (imprévisible, nouveauté) Il devra

travailler avec un nouveau logiciel dès maintenant (contrôle). Comme il a peur de paraître incompétent devant ses collègues (ego), il ressent du stress. Pour lui, ç'a été une journée plus qu'éprouvante. Il se sent complètement vidé. Lorsqu'il arrive chez lui, inutile de vous dire qu'il n'avait pas la force de cuisiner et d'aller faire son jogging de fin de soirée.

Denis, lui, arrive au bureau et se fait annoncer la même chose. Il voit un défi et se dit que de toute façon, il ne pourra pas faire plus que ce qu'il est possible de faire pour apprendre le nouveau logiciel. Il se sent plutôt stimulé par cette situation et termine sa journée de travail avec une certaine satisfaction.

ANALYSE DE LA SITUATION

Les deux hommes font face à la même situation. Cependant, leur perception est différente de celle-ci, ce qui engendre une réponse différente pour chacun d'eux.

PRINCIPE DU CUMUL DES STRESS[16]

Ce principe nous permet de nous autoréguler dans le temps, à l'aide du concept des 4 piliers de la santé, présenté plus loin. Une façon d'élargir la conception que nous avons du stress est

---

[16] Chek, P. (2001) *How to Eat, Move and Be Healthy.* Californie: CHEK Institute.

d'additionner tout ce qui crée une perturbation de l'homéostasie[17] du corps humain. Au fond, les 5 sortes de stress présentés ci-dessous affectent à plus ou moins grande échelle notre équilibre physiologique.

Pour relativiser le mot « stress », qui possède avant tout une connotation péjorative, on veut comprendre qu'il est aussi positif. C'est lui qui vous permettra de relever un défi, de vous surpasser au travail, de développer des compétences, de développer votre résilience, de développer des capacités physiques, etc. Disons qu'il est positif lorsqu'il est d'une durée relativement courte. C'est plutôt sa présence de façon chronique qui posera problème à long terme.

Pour revenir sur le principe du cumul des stress, si vous avez mal dormi, que vous n'avez pas déjeuné et qu'une situation stressante se présente à vous en arrivant au travail, elle aura plus d'impact que si vous aviez bien dormi, bien déjeuné et médité. Dans un certain sens, tous les différents types de stress se cumulent dans l'organisme. En gardant en tête que pour l'organisme, l'entraînement est un stress physique, il est important de mettre en perspective la quantité de stress à laquelle nous sommes exposés pour ajuster l'intensité de l'entraînement que nous désirons effectuer. Plus nous cumulons de stress,

---

17 L'homéostasie est l'équilibre du corps dans l'ensemble de ses processus physiologiques et biochimiques.

moins nous tolérons l'entraînement, et plus nous devenons symptomatiques (fatigue, manque de clarté d'esprit, inconforts digestifs, etc.).

STRESS PHYSIQUES
Bon stress
- Exercices et mouvements adaptés en fonction de votre état de santé global et votre niveau cumulé de stress

Mauvais stress
- Surentraînement, épuisement du corps de façon répété à l'entrainement
- Mauvaise posture - Dysfonction respiratoire, mauvaise santé articulaire, mauvaise circulation sanguine et mauvais support des organes
- Blessure ou inconfort physique
- Manque de sommeil
- Troubles digestifs

STRESS CHIMIQUES
Bon stress
- Réactions biochimiques naturelles de l'organisme (enzymes, régulation hormonale, etc.)

Mauvais stress
- Pesticides, herbicides, fongicides, etc.
- Médication (Nous devons évidemment voir à continuer la prise de médication même si elle est considérée comme un stress. Nous devons simplement la prendre en considération.)
- Exposition prolongée à la peinture, les cosmétiques, etc.

STRESS ÉLECTROMAGNÉTIQUE
Bon stress
- Exposition modérée au soleil

Mauvais stress
- Surexposition au soleil
- OEF (ondes électromagnétiques faibles) - micro-ondes, télévision, cellulaires, ordinateurs, etc.

STRESS PSYCHOLOGIQUE
Bon stress
- Création de buts, d'objectifs, et création d'un plan en fonction de ceux-ci.
- Surmonter l'adversité, ses peurs, etc.
- Développement personnel

Mauvais stress
- Entretenir des pensées négatives
- Prendre trop de charge de travail ou financière pour nos capacités
- Manque de connaissance de soi

STRESS NUTRITIONNEL
Bon stress
- Quantité adéquate de nourriture
- Proportion idéale de nourriture pour votre métabolisme
- Nourriture de bonne qualité

Mauvais stress
- Trop ou trop peu de nourriture
- Manger trop rapidement
- Manger en proportion inadéquate pour votre métabolisme

Dans tous les cas, si vous désirez améliorer votre santé de façon générale, vous aurez avantage à prendre conscience de ce concept et voir de quelle façon vous pourriez gérer l'excès de stress dans votre vie. Prenez ce concept au sens large, dans la mesure où cela vous permettra probablement d'identifier certaines sources de stress, et relativiser la place que vous donnez à l'entraînement. Je suis d'avis qu'avec le rythme de vie d'aujourd'hui, nous devons trouver des façons de ralentir et d'enlever du stress plutôt que d'essayer de le combattre en rajoutant des activités dans notre quotidien, selon le principe que l'entrainement « évacue » le stress.

ÊTRE CENTRÉ SUR LE MOMENT PRÉSENT

Une des clés du succès, même s'il en existe plusieurs dans la gestion du stress, est de mettre en place la capacité à se centrer le moment présent. Comme Pierre Morency le mentionne dans son livre, « Demandez et vous recevrez »,[18] nos activités préférées sont souvent celles qui nous permettent de nous plonger dans l'instant présent. Que ce soit le golf, le surf, le magasinage, etc., ces activités désamorcent une partie des hamsters qui nous créent du stress. Soyez bien conscients que ce moment présent est disponible tout le temps.

Au moment où vous lisez ces lignes, vous pensez peut-être à quelque chose d'autre. Ainsi, à

---

[18] Morency, P. (2002) *Demandez et vous recevrez*. Montréal: Les Éditions Transcontinental

chaque instant de votre vie, vous pensez. Ces pensées, comme mentionnées dans la première section du livre, dictent vos sentiments, vos sentiments dictent vos actions, et vos actions dictent vos résultats. La première étape est donc de prendre conscience de vos pensées, de s'arrêter, et d'être présent à ce qui se passe à l'intérieur de vous.

Lorsque vous pensez, vous n'êtes pas dans le moment présent, vous êtes dans une fiction. Vous êtes dans un film qui n'existe pas: une projection du futur ou une rumination du passé. Vous avez le choix ou non de croire ce film, qui risque d'être anxiogène ou stressant plus qu'aidant. À partir du moment où vous prenez conscience de vos pensées, vous vous donnez le choix d'y croire ou non. Cette simple prise de conscience vous aidera à vous plonger dans le moment présent, car au moment où vous vous surprendrez en train de penser, vous saurez que vous n'êtes pas présent à ce qui est. Et lorsque nous sommes présents à ce qui est, nous ressentons le même apaisement que lorsque vous jouez au golf ou que vous faites votre marche en forêt.

Vos pensées ne sont pas votre personne: elles sont un discours issu des expériences antérieures de votre vie. Elles sont le reflet de vos expériences passées, que vous projetez dans un événement futur. Ainsi, le passé et le futur n'existent pas. Le passé a été, au moment où il a été vécu, un moment présent. Le futur sera, au moment où vous le vivrez, un moment présent. Pour accroître votre capacité à vous immerger dans le moment présent, la pratique de la méditation et de la pleine conscience vous permettra d'améliorer votre présence à vous-même et ainsi prendre conscience du type de pensées qui surgit de façon naturelle.

CROYANCES, DISTORSION ET GÉNÉRALISATION
Cependant, le stress psychologique peut venir de façon encore plus insidieuse, de façon inconsciente. Certains comportements sont tellement ancrés dans notre subconscient qu'il nous sera pratiquement impossible d'en prendre conscience. Il peut venir d'un événement issu de notre passé, créant une distorsion par rapport à ce que nous vivons actuellement. C'est complexe, mais très intéressant. Au fond, au moment où vous êtes né, vous ne connaissiez rien de la vie. En grandissant, vous avez forgé votre perception de la vie en fonction des expériences auxquelles vous étiez soumis. Par exemple, si chaque matin entre 3 et 12 ans vous alliez prendre une marche avec votre mère, il se peut que vous associiez la marche à quelque chose de positif et réconfortant aujourd'hui. De la même façon, si vous vous sentiez seul et retrouviez du réconfort à travers des gâteaux, il se peut fort bien que manger du gâteau vous réconforte aujourd'hui. Ainsi, tous les éléments marquants de la vie d'un individu influencent la façon dont celui-ci répondra à un stimulus de même sorte aujourd'hui. Les

perceptions et les croyances ne font pas directement objet du présent livre vu leurs complexités, mais peuvent être travaillées avec un intervenant en psychologie, en psychothérapie ou en PNL. Même si ces propos s'éloignent un peu du stress de façon conventionnel, gardez en tête que vous avez la capacité à développer la perception que vous voulez des événements qui marquent votre vie.

OBTENIR LA BONNE DOSE DE STRESS

Ainsi, le corps est conçu pour vivre du stress, mais pas de la façon dont nous le vivons aujourd'hui. Nous sommes conçus pour vivre de périodes courtes et intenses de stress, suivi d'une période de repos permettant au corps de se régénérer. Parfois, nous ressentons du stress lors de la routine du matin, lors de notre arrivée au travail, par rapport à certains clients, à notre patron, à la pression d'un collègue, à notre capacité à effectuer une tâche, à notre relation de couple, à notre sentiment d'épanouissement ou au sentiment de ne pas avoir le contrôle sur certaines situations. Ajoutez à cela une nutrition plus ou moins adéquate, une inactivité physique, une médication et un sommeil perturbé par l'utilisation du iPad avant de se coucher. Vous obtiendrez probablement un mélange de symptômes diffus touchant le manque de clarté d'esprit, un manque d'énergie, une incapacité à brûler de la graisse, des inconforts digestifs, de l'impulsivité, etc.

Encore une fois, se permettre un moment d'arrêt est essentiel dans la vie d'un individu. Lorsque je parle d'un moment d'arrêt, cela peut faire référence à une méditation de 5 minutes après un avant-midi de travail mouvementé ou de se permettre une longue fin de semaine après avoir complété un mandant exigeant.

Chapitre 13

Le Yin et le Yang

Le Yin et le Yang est un concept qui permet de mettre en perspective le rythme de nos journées. C'est un principe de vie utilisé en orient, beaucoup moins en occident et encore moins dans les gyms! En comprenant ce système de dépense et d'apport en énergie, vous serez en mesure de mieux comprendre le concept des 4 piliers du prochain chapitre. Le Yin est associé au repos, à ce qui vous donne de l'énergie, qui vous régénère. Le Yang, c'est la dépense. Ce sont les activités qui demandent une certaine énergie à votre organisme, qu'elle soit cognitive, émotionnelle ou physique.

UN RYTHME EFFRÉNÉ

Gisèle, mère monoparentale, se réveille à 5:30 le matin et ouvre immédiatement son ordinateur pour abattre un peu de boulot avant le réveil de ses 2 enfants. À 6:45, le réveil familial prend place et elle prépare le déjeuner pour la famille. Elle quitte la maison vers l'école, puis arrête au café du coin pour prendre un croissant et un café, qu'elle mange en voiture. Elle arrive au bureau vers 8:15 et commence sa journée en se mettant une pression énorme sur les épaules. Elle ne mange pas de collation, et prend un dîner de la cafétéria en 20 minutes. (sandwich et yogourt). Elle travaille de façon acharnée jusqu'à 17:45, quitte le bureau à la course, en ayant l'impression de laisser trop de travail de côté et embarque dans sa voiture à toute vitesse pour aller chercher ses enfants. Comme elle est exténuée, elle achète un souper du restaurant pour la famille. Elle s'occupe des devoirs et des bains jusqu'à 20:00, elle fait le ménage et continue de travailler jusqu'à 23:30. Elle se couche, exténuée.

UN RYTHME EFFRÉNÉ, MAIS BIEN GÉRÉ

Marthe se lève à 5:30 le matin, puisqu'elle est mère monoparentale. Elle s'assoit et pratique la méditation 20 minutes au réveil. Elle mange ensuite un petit déjeuner complet, prend les messages prioritaires et assure ensuite le réveil familial. Calme, elle quitte pour l'école et arrive au bureau vers 8:15. Comme elle mange relativement tôt, elle s'assure de manger une collation vers 9:30 pour avoir l'énergie nécessaire pour son avant-midi. Lorsqu'elle travaille, elle essaie de diriger son énergie vers les tâches prioritaires, ce qu'elle est capable de faire puisqu'elle est dans un état d'esprit optimal. Pour dîner, puisqu'elle n'a pas eu le temps de se faire un lunch, elle décide d'aller manger un repas à l'extérieur du bureau pour ventiler un peu. Elle limite les sucres raffinés et boit un thé vert à la fin de son repas. À la fin de la journée, elle quitte vers 17:20, sachant très bien que rien de grave ne peut arriver même si tout n'est pas terminé comme elle le voudrait. En arrivant dans le stationnement, elle s'assoit et médite 10 minutes dans sa voiture avant d'aller chercher ses enfants. Cela lui permet d'être plus présente à eux et de leur donner l'attention dont ils sont besoin. Elle cuisine à la maison en les impliquant, prend le temps de manger une crème glacée avec eux et fait la routine du coucher. Elle préfère se coucher tôt et lire pour assurer sa bonne énergie lors du réveil du lendemain.

ANALYSE DE LA SITUATION

Nous avons donc ici deux femmes monoparentales, ayant chacune 2 enfants et le même emploi. Pour faire le lien avec le titre du chapitre, je comparerai le rythme de leur journée en utilisant les termes Yin et Yang.

Gisèle
Yang (Travail) / Yang (Routine familiale + travail) / Yang (repas rapide) / Yang (Travail + routine familiale) / Yang (Travail) / Yin (Coucher)

Marthe

Yin (méditation + repas équilibré) / Yang (Routine familiale + travail) / Yin (dîner santé à l'extérieur + marche) / Yang (travail) / Yin (Méditation) / Yang (Routine familiale) / Yin (Lecture et coucher).

Ainsi, il est normal que Marthe ait une meilleure énergie que Gisèle.

COMPRENDRE LES DÉPENSES ÉNERGÉTIQUES D'UNE VIE

Si beaucoup de personnes comprennent comment équilibrer les dépenses et les revenus d'un budget, peu de gens le comprennent dans un concept de vie. L'analogie financière est souvent jointe à l'activité physique dans un concept de calories. Ce n'est pas du tout dans cet esprit que je vous propose d'équilibrer vos apports et vos dépenses en énergie. Je vous propose une philosophie plus globale de bien-être et de vitalité — philosophie qui risque par ailleurs de supporter votre démarche en perte de poids.

En tant qu'être humain, nous avons une quantité limitée d'énergie, physique, mentale, émotionnelle et spirituelle. Plus concrètement, nous aurions la capacité de courir X km. De travailler pour X nombres d'heures en ligne. D'être confronté à X conflits relationnels et personnels en même temps et d'avoir une pratique spirituelle aidante ou épuisante. Alors que nous avons tendance à segmenter les différentes parties de notre vie (travail, relation, famille, entraînement, social, etc.), le concept du Yin et du Yang propose de joindre toutes les dépenses énergétiques d'un être humain, et de voir à équilibrer ses dépenses par des apports permettant de récupérer de celles-ci. Pour bien comprendre, je vous propose ce tableau qui vous aidera à mieux saisir l'application dans votre vie.

YANG (DÉPENSE)	YIN (APPORT)
Toute activité qui nécessite votre attention ou l'investissement de votre personne dans envers quelqu'un, un groupe de personne ou une activité physique. Toute action qui demande une certaine énergie à votre organisme.	Toute activité qui vous permet de mettre en place un processus de régénération. Associé à la relaxation, au temps de repos, à une saine alimentation et du temps en nature.
Travail	Marche
Gestion familiale	Méditation / Tai-Chi / Yoga restaurateur
Manque de sommeil	Sommeil court
Absence de repas, ou nourriture de mauvaise qualité	Repas de qualité, manger dans des conditions apaisantes, prendre le temps de manger
Situation stressante	Détachement de l'ego
Entraînement ou activité physique nécessitant une certaine fatigue	Temps en nature
Boire de la liqueur et du jus sucré	Boire de l'eau

| iPad avant le coucher | Lire avant le coucher |

Les exemples présentés dans le tableau pourraient être différents d'un individu à l'autre. Ce concept n'est pas une science exacte, mais plutôt un concept général de vie qui permet à l'organisme de se régénérer.

Dans ma pratique, une chose que je constate et qui freine les résultats, c'est que beaucoup de personnes manquent de temps et d'énergie de façon générale. Ce manque d'énergie ne leur permettra pas d'obtenir les résultats désirés par l'entraînement.

Pour moi, le point de départ est d'être capable d'identifier les activités qui surchargent l'organisme et d'établir un plan de match permettant de faire un peu de place dans les journées. Si vos semaines sont surchargées et que vous décidez de mettre en place un programme d'entraînement, vous rajoutez du contenu à vos semaines qui sont déjà pleines. Avant d'ajouter de la nouvelle eau dans un vase, il faut le vider un peu, pour ne pas qu'il déborde.

Pas toujours évident de faire de la place dans nos semaines, c'est un cercle vicieux. Si nous ne sommes pas suffisamment reposés et/ou si nous nous sentons constamment surchargés, nous ne nous trouverons pas dans un état d'esprit optimal. Lorsque nous ne sommes pas dans un état d'esprit optimal, nous ne prenons pas les meilleures décisions et nous nous trouvons parfois à travailler de façon inutile par rapport à nos vrais besoins. Nous devenons donc moins efficients. Pour différencier l'efficacité de l'efficience, l'efficacité, c'est la capacité d'abattre beaucoup de boulot dans un court laps de temps, peu importe sa nature. L'efficience, c'est la capacité d'abattre les tâches les plus importantes dans le plus court laps de temps. Ainsi, prendre le temps de se régénérer, c'est se permettre de sauver du temps dans la qualité des tâches que nous effectuons et non leur quantité.

De l'autre côté, un manque d'énergie constant ne permet pas au corps de bien récupérer. Si vous vous rappelez bien la section sur les stress, une trop grande sécrétion de cortisol ne vous permet pas d'avoir les hormones de croissance nécessaires à une bonne récupération. Si nous prenons l'exemple de Gisèle, l'ajout d'un entraînement dans ses journées serait impensable. Elle n'a pas la capacité de récupérer de son entraînement, elle qui est constamment en mode « Yang ». Avant de proposer un entraînement en perte de poids sur 5 jours, je considère important de mettre en perspective le rythme de vie d'un individu pour évaluer sa capacité à bien récupérer d'un entraînement exhaustif.

Chapitre 14
Les 4 piliers d'une santé durable

Les 4 piliers d'une santé durable est un concept simple qui permet de mettre en perspective plusieurs variables dans un plan de match en santé globale. C'est un principe flexible qui offre une perspective d'équilibre à long terme. Ce concept regroupe en petites boîtes — nos 4 piliers — plusieurs éléments qui sont parfois difficiles à organiser dans un processus de changement. Ces éléments sont le bonheur, le mouvement, la nutrition et le temps pour soi. Le concept des 4 piliers permet d'organiser de façon plus pratique le concept du Yin et du Yang dans nos vies. Cela permet de bien segmenter comment nous pouvons réussir à optimiser notre santé et notre niveau de vitalité à l'intérieur de nos journées.

BONHEUR/VALEURS (YANG)

Dans ce concept, le bonheur a un sens plus large. Au fond, chaque jour que vous vivez, consciemment ou inconsciemment, vous créez. Vous dépensez de l'énergie à créer un système de valeurs qui vous ressemble.

Lorsque vous vous levez le matin et que vous tombez dans la routine avec vos enfants, sans le savoir, vous dépensez de l'énergie à créer un environnement familial; à créer — ou supporter — la personnalité de vos enfants. Lorsque vous arrivez au bureau, vous créez des relations clients, des relations d'affaires, une philosophie professionnelle, des projets novateurs, des rapports financiers, etc. Lorsque vous êtes avec vos amis, vous créez des liens, des souvenirs, des moments. Avec votre conjoint, vous créez l'amour, la complicité, le partage, le couple. Toutes ces énumérations sont des « dépenses » pour vous. C'est-à-dire que vous devez avoir une certaine énergie pour les créer. Si vous êtes complètement épuisé de votre journée de travail, vous n'aurez plus d'énergie pour « créer » votre famille ou votre couple.

Tous ces éléments, s'ils sont bien ajustés dans votre vie, vous amèneront sans aucun doute au bonheur — si vous avez l'énergie nécessaire pour le mettre en place de la façon dont vous voulez. C'est pour cette raison que le bonheur est un Yang. C'est une dépense.

Une autre façon de formuler cette section est de se poser la question suivante: « Une fois sur mon lit de mort, quels sont les éléments que j'aurai voulu mettre en place dans ma vie? » Cela vous permet de remettre en question certains choix que vous avez faits. Par exemple, si vous êtes dans un environnement de travail qui ne représente pas vos valeurs profondes, cela vous demandera beaucoup plus d'énergie que si vous êtes dans un environnement qui vous permet de partager votre système de valeurs.

MOUVEMENT (YANG)

Comme je vous l'expliquerai dans le chapitre sur l'activité physique, le mouvement doit avoir une place de choix dans votre vie. En étant respectueux de vos besoins — et non en faisant ce que vous entendez de votre entourage et dans les publicités — vous devez mettre en place un certain mouvement dans votre vie. Je dis mouvement, car tout être humain ne doit pas absolument faire de la musculation, de la course ou un cours de groupe précis. Chacun doit trouver ce qui est important pour lui en fonction de ses besoins. Ça peut être uniquement de la marche, comme ça peut être l'entraînement musculaire, le canot, le yoga, etc. L'être humain est conçu pour bouger, alors si vous n'avez pas un certain mouvement dans votre vie, vous ne pourrez pas en jouir d'une façon optimale.

Un manque de mouvement est yang, car un corps qui manque de vitalité par l'inactivité n'aura pas un réservoir d'énergie suffisamment grand pour absorber les demandes de la vie. À l'inverse, un excès d'entraînement causera un épuisement des réserves énergétiques: trop grandes pour vous permettre d'équilibrer les différentes sphères de votre vie.

NUTRITION (YIN)

Vous êtes ce que vous mangez et ce que vous absorbez. Pour tout être humain qui désire améliorer sa qualité de vie et son bien-être, la nutrition devrait avoir une place de choix. Je

propose à tout le monde de vivre un virage à 180°
au moins une fois dans sa vie pour être en contact
avec le bien-être pouvant être ressenti lorsque l'on
mange bien. Je ne vous propose pas un virage à
180° pour perdre du poids au maximum ou
« flusher » les toxines. Par exemple, faire une
retraite où les activités et les repas sont pris en
charge par une équipe spécialisée vous permettra
d'être en contact avec la meilleure version de
vous-même. Le contraste élevé de ce bien-être est
parfois le moteur d'une motivation à changer de
façon durable.

Lors de ces retraites, vous ressentirez la
différence entre manger « pas si mal que ça » et
vraiment bien manger. La nutrition et la santé
digestive sont deux incontournables dans une
santé et un bien-être optimal. Encore une fois, à
travers toutes les recommandations proposées
dans ce livre, il n'en tient qu'à vous à tester et
trouver la façon dont vous aimez vivre la
nutrition. La nutrition est un Yin, car elle apporte
l'énergie et la vitalité optimale pour accomplir ce
que vous désirez créer dans votre vie. Sans une
bonne nutrition, votre capacité à jouir pleinement
de la vie diminue. Elle peut aussi être Yang, si on
ne mange pas suffisamment, si l'on mange trop, si
on mange de la malbouffe ou si nous mangeons
trop rapidement.

TEMPS POUR SOI (YIN)
Le temps pour soi est une autre variable très
importante dans l'équilibre mental/émotionnel

d'un individu. Le temps pour soi peut être très différent pour chaque personne. Au quotidien, pour moi, c'est avoir le temps de méditer et de lire. De façon plus large, ce sont les voyages (de surf préférablement!) qui me permettent de prendre un vrai recul sur mon rythme de vie. Quand je sens que je ne peux méditer ou lire, je sens que j'ai besoin de m'arrêter et je deviens moins réceptif à ce qui m'entoure. De plus, le temps pour moi est aussi quand je prends le temps de m'entraîner en musculation ou courir, 2 activités que j'aime. Lorsque je mets ces éléments en place je suis capable d'être un entraîneur, un coach, un patron, un conjoint et un père qui crée ce que j'ai envie de voir dans ma vie. Si je néglige ce temps, je ne me permets pas un apport en énergie vitale.

En fait, cette pensée, souvent contre intuitive pour plusieurs d'entre nous, nous pousse à ralentir. Nous sommes une batterie, rappelez-vous. L'optimisation de votre vie à l'aide de ces 4 piliers, c'est vraiment simple. Du moins, ça permet de mettre beaucoup de variables complexes (vous vous rappelez? Cela est complexe, pas compliqué) ensemble et mieux comprendre où risque de se trouver les déséquilibres potentiels vous tenant à l'écart d'un bien-être optimal et, possiblement, de votre poids santé.

Chapitre 15

Une bonne nutrition: la théorie

Lorsque je parle de nutrition, je ne suis pas extrémiste. Je n'ai pas de méthode particulière. Je ne suis pas végétalien, mais j'aime bien les repas végétaliens. Je veux que vous évitiez autant que possible la restauration rapide, mais j'adore les hamburgers. Plusieurs évidences démontrent que le gluten n'est pas très bon pour l'être humain, mais j'adore un bon spaghetti gratiné. Ce cadre est très important - plus que tout - lorsque l'on parle de nutrition. Avant d'avancer dans la théorie du sujet, vous devez comprendre que pour assurer votre réussite, vous devez garder une relation saine avec la nourriture. Les concepts suivants doivent vous aider à obtenir ce que vous voulez. Ils doivent vous rendre plus conscient de ce qui se passe. Ils ne doivent pas vous nuire et créer des pensées anxiogènes. L'évolution de votre expérience en nutrition est progressive. Et en aucun cas, vous ne devez vous sentir dans une cage. Si vous mettez un animal excité dans une cage, il en ressortira deux fois plus mouvementé.

UNE BULLE DE VERRE TRÈS ÉPAISSE

Je me rappelle avoir évalué une jeune femme de 19 ans dans mon bureau. Elle avait déjà fait appel à une entraîneuse personnelle de la région qui se spécialise dans la préparation d'athlète de fitness. Elle m'a confié qu'après avoir mentionné à son entraîneuse qu'elle avait mangé du fromage la veille, celle-ci lui demanda de boire 2 L de thé vert et de rajouter 1 heure de cardio à son entraînement. Évidemment, après avoir évolué dans un contexte comme celui-là pendant plusieurs mois, elle avait de la misère à savoir ce qu'elle aimait, ce qu'elle pouvait manger, développa des problèmes sociaux (difficulté à sortir de chez elle, etc.). Ce cadre n'assure pas la pérennité de la démarche, même s'il est théoriquement possiblement basé sur des concepts santé. Voici un bon exemple d'une approche qui finit par nuire à un individu.

En ce sens, en ce qui concerne la nutrition, je propose l'approche 80/20. 80% du temps, faites des efforts pour avoir une alimentation saine. Le 20% restant, profitez de ce que vous avez envie. En utilisant cette approche, il faut bien s'entendre sur ce qui doit être qualifié comme faisant partie du 80%. Un repas qui entre dans les 80% doit être composé comme suit (vous aurez un détail des éléments à inclure dans les prochaines lignes).

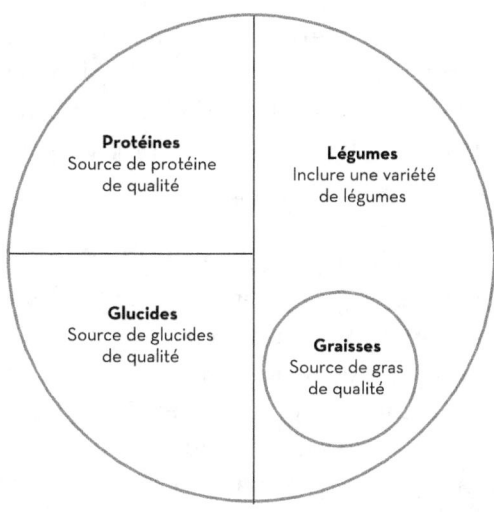

Pour bien comprendre comment j'aborde la nutrition, vous devez d'abord comprendre que la nutrition vise à faire fonctionner votre corps. Les calories que nous mangeons visent à faire fonctionner nos organes, notre système digestif, notre cerveau. Les nutriments que l'on ingère visent à alimenter la cellule. Si nous ne donnons pas à notre corps la qualité d'aliments qu'il mérite, nous ne nous permettons pas d'avoir l'énergie que nous méritons. Nous ne nous donnons pas la chance de fonctionner de façon optimale. Pour moi, la nutrition doit être une source de vitalité, un outil utilisé pour me permettre d'avoir la meilleure énergie possible pour mettre en place mes rêves.

Ainsi, je trouve un peu difficile de vous proposer un plan de match pour gérer votre poids et votre santé en affirmant que vous devez manger moins et dépenser plus. Même si cela est scientifiquement vrai, mais de plus en plus contesté, ce concept est difficilement fonctionnel pour un individu. Pourquoi? Pour 3 raisons bien simples.

La première étant que le calcul des calories et le maintien de la vision « énergie IN énergie OUT » sont difficilement viables dans le temps. Cela implique que vous tentez de manger moins et parallèlement de marcher plus, de vous entraîner plus, de bouger plus. Ce concept risque de démarrer un engrenage très malsain pour un individu: restrictions alimentaires plus ou moins sévères, activité physique anormalement élevée, attention constante portée au calcul des calories (si je marche sur l'heure du midi, j'aurai dépensé 800 calories, je pourrai manger un chocolat à 60 calories, etc.)

L'autre, c'est qu'une telle vision de la santé et de la perte de poids ne permet pas à votre corps de mieux fonctionner. Il se peut que vous mangiez moins de calories, mais que vous mangiez très peu d'aliments de qualité, ce qui ne permet pas un fonctionnement physiologique optimal.

La troisième raison, c'est que ce calcul possède une marge d'erreur énorme. L'apport énergétique d'un aliment variera en fonction du type de cuisson de celui-ci, sa durée de vie sur les tablettes, le moment de la cueillette, le type d'agriculture, etc. Combiné à la marge d'erreur présente dans le calcul de la dépense énergétique, cette équation permet, selon moi, de rendre les gens malades et un peu excessifs.

EAU

L'eau devrait être votre priorité. Peu importe vos intentions, qu'elles soient sportives, santé ou perte de poids, l'eau devrait être en tête de liste de votre démarche. Chacune des réactions métaboliques du corps humain dépend de l'eau. Imaginez-vous broyer du pain avec des carottes dans un malaxeur, ce sera extrêmement difficile si vous ne mettez pas un peu d'eau (système digestif). Si vous essayez de faire circuler de la mélasse dans un tube, elle circulera vraiment moins bien que si vous y rajoutez de l'eau (système sanguin). Si vous ajoutez de l'eau à un courant électrique, celui-ci se propagera mieux (système nerveux). Il en va de même pour tous les systèmes du corps humain.

Pour savoir la quantité d'eau à boire dans une journée, vous pouvez utiliser la formule suivante: votre poids en kg X 0,033 = quantité d'eau en litre à boire par jour. Pour certains, cela peut sembler énorme, surtout si vous n'êtes pas habitués d'en consommer. Vous aurez à gérer les allers à la salle de bain au début, mais au fil du temps votre corps gérera mieux la quantité d'eau que vous consommez.

Boire de l'eau, ça peut-être difficile pour certains. Si le goût neutre de l'eau vous empêche

d'en consommer en quantité suffisante, voici quelques trucs pour progressivement augmenter votre consommation:
- Mettez du citron dans votre eau
- Mettez des agrumes entiers en tranche
- Utilisez de l'eau gazéifiée

Pour préserver votre système digestif des apports en chlorine du système d'aqueduc municipal, vous pouvez opter pour un filtre, ou encore utiliser de l'eau embouteillée, qui est par contre un peu moins écologique.

SUCRES, GLUCIDES ET INDEX GLYCÉMIQUE (IG)

Depuis quelques années, nous nous rendons bien compte de l'impact du sucre sur le corps humain. Le sucre devrait être sans aucun doute votre deuxième préoccupation. Le sucre est une drogue, un agent inflammatoire, de l'énergie vide, un anxiogène, bref, mis à part le réconfort émotionnel qu'il peut apporter à un être humain, il épuise. Un film comme « Fed Up » explique bien comment le sucre affecte le corps humain.[19]

De plus, non seulement le sucre a un impact néfaste sur l'organisme lorsqu'il est ingéré, mais il aura aussi des effets comportementaux sur celui ou celle qui l'utilise de façon quotidienne. Par exemple, manger un déjeuner plus riche en sucre qu'en gras et protéine suggère un retour plus

---

[19] www.fedupmovie.com

marqué de l'appétit. [20] Une autre étude suggère que de manger plus de gras et de protéines au déjeuner diminue le profil de diabète de type 2. [21]

Malheureusement, le sucre est partout et caché sous différents noms. Voici les termes sur lesquelles vous devriez porter votre attention pour diminuer votre consommation de sucre: sucre, glucose, fructose, sirop de maïs, sirop de malt, sirop d'érable, sirop de glucose, sirop de blé, sirop de riz, lactose, sirop d'agave, maltodextrine, jus de canne à sucre, miel, cassonade, mélasse, etc Ainsi, lorsque vous regardez un aliment au supermarché, intéressez-vous à la liste d'ingrédients: celle-ci doit obligatoirement nommer les ingrédients présents dans l'aliment par ordre de priorité. Si un de ces ingrédients se retrouve en tête de liste, c'est que l'aliment est probablement riche en sucre, et risque de faire fluctuer votre niveau de sucre sanguin.

Faut-il complètement couper sa consommation de sucre? Oui, si vous désirez optimiser votre niveau d'énergie, optimiser vos fonctions métaboliques, perdre du gras, améliorer la stabilité de votre système hormonal. Non, si vous ressentez un stress psychologique à l'idée

[20] Chandler-Laney, PC. Morrison, SA. Goree, LL. Ellis, AC. Casazza, R. Gower, BA. (2014) Return of Hunger Following a Relatively High Carbohydrate Breakfast is Associated with Earlier Recorded of Glucose Peak and Nadir. *Appetite Vol. 80* 236-241

[21] Rabinowitz, HR. Boaz, M. Ganz, T. Jakubowicz, D. Matas, Z. Madar, Z. Weinstein, J. (2013) Big Breakfast Rich in Protein and Fat Improves Glycemic Control in Type 2 Diabetics. *Obesity Vol. 22, Issue 5*. E46-E54

d'éliminer cette apaisante substance de votre alimentation. Ça semble un peu bête comme réponse, mais pour certains, couper le sucre, c'est se mettre dans une cage. Si vous êtes tannés de ressentir les symptômes tels qu'un surplus de poids, fatigue, ballonnements, facilité à être malade, difficultés de concentration, je vous propose d'envisager fortement à couper sa consommation. Évidemment, le sucre est une drogue. Pour certains, le simple fait de penser arrêter de manger des desserts, des bonbons, du chocolat, des gâteaux, du jus vous donne la chair de poule. Je comprends très bien votre situation. Je vous rassure, dans les faits, je consomme du sucre de temps à autre, en étant conscient des impacts négatifs du sucre sur mon corps et en sachant très bien que c'est ponctuel. Cependant, le sucre ne devrait pas faire partie de votre routine. J'aborde ce sujet comme je parle de la cigarette. Vous devez être conscient que le sucre (en fait, tous les aliments avec un index glycémique élevé), est néfaste pour vous. Par contre, vous devez sentir que vous êtes prêts à prendre le virage pour ne pas vous mettre dans une bulle de verre de façon précoce.

Évitez	Privilégiez
Yougourts sucrés	Yogourt grec nature (plus riche en protéines)
Jus de toutes sortes	Eau, eau citronnée, eau gazéifié

Évitez	Privilégiez
Barres de céréales	Fruits, noix, chocolat noir 85% légumes et humus, supplément en protéines
Céréales commerciales	Céréales sans sucre ajouté (Ex: Nature's Path)
Desserts en boîtes	Fruits, yogourts natures, noix, chocolat noir 85%
Vinaigrettes commerciales	Vinaigrette maison (Huile + épices + vinaigre au choix)

Trucs pour diminuer sa consommation de sucre
- Mâcher de la gomme
- Avoir à portée de la main une bouteille d'eau
- Ne pas acheter de sucreries au supermarché - Si une rage vous envahie, achetez une petite quantité au dépanneur du coin.
- Ne pas rester devant la télévision plus d'une heure consécutivement. Levez-vous, faites du ménage, allez marcher.
- Manger un carré de chocolat noir 90% et +, si vous ressentez absolument le besoin de manger du sucre après les repas.
- Faire le test de couper le sucre complètement pendant 4 jours, comme expérience, pour vous désensibiliser.

C'EST QUOI, LA GLYCÉMIE?
Lorsque l'on mange du sucre ou des glucides, ils seront décomposés en glucose dans le sang. Lorsque nous parlons d'un aliment avec un indice ou index glycémique élevé, cela veut dire que la

simplicité de celui-ci fera en sorte qu'il entrera dans votre système sanguin rapidement. Cette hausse de glycémie soudaine obligera le corps à devoir lutter contre le trop-plein de sucre dans le sang. Lorsque cela se produit, il sécrétera une hormone, l'insuline, pour réussir à mieux gérer la quantité de sucre dans le sang. Lorsque ce système se reproduit de façon trop fréquente, le corps développe une résistance à l'insuline ce qu'on appelle communément le diabète de type II. Comme nous l'avons vu, le stress influence aussi le niveau de sucre sanguin d'un individu. Il n'est donc pas à négliger dans la gestion du sucre sanguin.

Vous avez besoin de glucides, mais avec un index glycémique relativement faible. Lorsque vous magasinez du pain, des pâtes, des pitas, bref, tous les aliments issus du grain, visez à prendre ceux qui comportent la mention intégrale ou grain entier dans la liste d'ingrédients. Ceux-ci ont généralement un index glycémique beaucoup plus bas que les farines raffinées. Une étude, d'une durée de 26 semaines effectuée sur plus de 500 personnes, a démontré l'intérêt d'adopter une alimentation riche en protéines, combinée à des aliments à index glycémique faible pour améliorer le contrôle du poids. [22]

---

[22] Larsen et al. (2010) Diets with High or Low Protein Content and Glycemic Index for Weight-Loss Maintenance. *The New England Journal of Medecine*, vol. 363, p. 2102-2113. doi: 10.1056/NEJMoa1007137

FRÉQUENCE DES REPAS

Un autre élément crucial est la fréquence des repas. Si vous désirez devenir une machine à brûler de la graisse, il faut manger régulièrement. Plus vous donnerez de l'énergie à votre corps, plus facilement celui-ci aura tendance à vouloir se débarrasser facilement des surplus. Idéalement, vous devriez manger un repas ou une collation toutes les 3 ou 4 heures. De cette façon, vous limiterez les fringales et les envies de manger de grosses portions. Vous serez en contact plus facilement avec votre satiété, vous régulerez votre niveau de sucre sanguin, vous aurez moins de rages et vous aurez une énergie grandissante!

Pour bien illustrer ce concept, ayons recours à nos réflexes de survie. Imaginons-nous, en tant qu'homme préhistorique, sans nourriture depuis 2 jours. Soudainement, nous trouvons un champ rempli de nourriture ainsi qu'une rivière remplit de poissons. Sans réfléchir, nous mangerions de façon excessive, puisque nous voudrions créer des réserves avant la prochaine famine. Aujourd'hui, nous sommes dotés du même réflexe. Cependant, l'accès à la nourriture est beaucoup plus abondant qu'avant, ce qui fait en sorte que nos réserves ne nous permettent pas de survivre. Elles s'accumulent plutôt sous forme de graisse.

GRAISSES

Un apport en graisse de qualité est essentiel au bon fonctionnement à la santé de la cellule humaine. Le gras a eu très mauvaise presse ces dernières années, mais plusieurs évidences nous montrent à quel point les apports en graisses de qualité optimisent le fonctionnement humain. Pourquoi le gras a-t-il eu mauvaise presse? Car il contient plus de calories que les protéines et les glucides. Par contre, plusieurs ouvrages scientifiques démontrent l'impact positif des aliments riches en lipides de qualité dans notre alimentation. Ils pourraient nous aider à mieux contrôler notre poids en favorisant une dépense énergétique plus grande ainsi qu'une meilleure oxydation des graisses.[23]

Voici quelques sources de graisses que vous devez avoir dans votre alimentation de façon quotidienne: saumon, truite, avocat, noix et graines, huiles de qualité (olive, lin et de coco), graines de lin, graines de chia et supplément d'Oméga-3 pour supporter vos apports. En effet, un apport en Oméga-3 permet d'augmenter la satiété et favoriserait ainsi la perte de poids chez des individus en surpoids.[24] Comme mentionné plus haut, il est très important d'apporter un apport en graisse dans le repas du matin. C'est pourquoi l'oeuf (biologique idéalement) a un attrait intéressant au déjeuner.

---

[23] Sze Yen Tan, Jaapna Dhillon, and Richard D Mattes (2014) A review of the effects of nuts on appetite, food intake, metabolism, and body weight. *American Journal of clinical Nutrition, June 11*. doi:10.3945/ ajcn.113.071456

[24] Parra D. et al. (2008) A diet rich in long chain omega-3 fatty acids modulates satiety in overweight and obese volunteers during weight loss. *Appetite. Vol. 51(3), pages 676-680*. doi: 10.1016/j.appet.2008.06.003

PROTÉINES

Chaque repas et collation devrait avoir un apport en protéines. Vous devriez essayer d'avoir un apport en protéine constant dans la journée, variant selon votre niveau de condition physique, votre poids, votre âge et votre sexe. Pour faire simple, essayez d'avoir une paume de main de protéine à chacun de vos repas principaux,et 2 paumes de mains si vous pratiquez la musculation de façon intense et assidue.

Un grand avantage des protéines est qu'il favorise la satiété après le repas, en plus d'augmenter la quantité d'énergie liée à la digestion. Dans la même étude démontrant les bienfaits des aliments à faibles indices glycémiques, le groupe ayant obtenu les meilleurs résultats était ceux qui combinaient faible index glycémique et protéines.[25]

VITAMINES ET MINÉRAUX

Ces micronutriments sont essentiels au bon développement des différentes interactions biochimiques du corps humain. Je parle ici de la Vitamine A, B, C, D, zinc, manganèse, sélénium, fer, etc. Tous ces nutriments permettront d'optimiser la façon dont vos cellules interagissent avec leur environnement extérieur. Un concept intéressant à évaluer pour améliorer votre santé via l'alimentation est de prendre en

---

[25] Larsen et al. (2010) Diets with High or Low Protein Content and Glycemic Index for Weight-Loss Maintenance. *The New England Journal of Medecine, vol. 363, p. 2102-2113.* doi: 10.1056/NEJMoa1007137

compte la densité nutritionnelle de certains aliments et de voir à les intégrer de façon quotidienne. Il est facile de comprendre le concept de densité nutritionnelle en comparant du chou kale avec un craquelin, par exemple. Pour 100 calories de kale, vous obtiendrez beaucoup plus de vitamines et minéraux qu'avec 100 calories de craquelins. Lorsque le corps obtient la quantité nécessaire de ces nutriments, la satiété se présente plus facilement.

Pour assurer un apport soutenu en vitamines et minéraux, il est recommandé de prendre des multivitamines de qualité, c'est-à-dire testées par des compagnies indépendantes pour assurer le contrôle. Dans un sondage effectué auprès de médecins et infirmières, 72% des médecins utilisent les multivitamines et 79% en recommandent l'usage. 89% des infirmières en utiliseraient et 82% en recommanderaient l'usage.[26]

GLUTEN ET PRODUITS LAITIERS

Le gluten et les produits laitiers ont reçu une belle attention médiatique récemment. Je crois que ces propos sont bien fondés. Est-ce un combat aussi sévère que celui du sucre? Je ne pense personnellement pas. Je crois que de bien comprendre la raison de cette attention et savoir comment les remplacer adéquatement dans son alimentation est de toute évidence aidant pour un

---

[26] Dickinson et al. (2009) Physicians and nurses use and recommend dietary supplements: report of a survey. *Nutrition Journal*, 1, 8:29.

fonctionnement métabolique optimal. De plus, cela ne demande pas d'effort extraordinaire que de diminuer sa consommation de gluten et d'éliminer sa consommation de produits laitiers.

Diminuer sa consommation de gluten est relativement facile. Simplement en diminuant la quantité d'aliments transformés de votre alimentation, vous verrez votre consommation de gluten diminuer. D'une échelle de 0 à 100 (100 représentant une personne coeliaque, donc complètement intolérante au gluten), nous avons tous une sensibilité au gluten.[27] Si vous décidez de diminuer votre consommation de gluten, certains y verront beaucoup de changements (énergie, ballonnements, digestion, rages, douleurs chroniques, perte de poids), d'autres ne verront pas de différences. D'emblée, si vous mangez des aliments entiers, non-transformés et que vous respectez l'assiette santé présentée plus haut dans ce chapitre, vous ne devriez pas avoir une consommation excessive de gluten.

En ce qui concerne les produits laitiers, le Dr Carol Vachon[28] explique bien dans son livre « Pour l'amour du bon lait » le lobby entourant la consommation des produits laitiers. Sans vouloir démarrer un débat politique, je préfère utiliser du lait d'amande, faible en sucre, pour accompagner

---

[27] Yang R. (2013) - Lors d'une formation reçue dans le cadre du cours Holistic Lifestyle Coach, San Diego, Californie.

[28] Vachon C. (2002) *Pour l'amour du bon lait.* Les Éditions Convergent.

les repas ou collations qui sont plus agréables à consommer avec du lait (céréales, avoine, smoothies, etc.)

MIEUX GÉRER SES DOULEURS CHRONIQUES

J'ai évalué en 2013 une femme de 55 ans que j'entraîne encore aujourd'hui. Elle me consultait principalement pour des maux de dos. Lors de notre rencontre d'évaluation, je lui dis que de diminuer sa consommation de gluten pourrait possiblement avoir des effets bénéfiques sur ses douleurs. Ayant bien senti sa réticence à modifier son alimentation, je décidai de commencer uniquement avec l'entraînement. Au fil du temps, ses maux de dos se sont améliorés avec les exercices, mais elle me disait qu'elle était encore très ankylosée lorsqu'elle se réveillait. Je lui ai proposé différents ouvrages traitant du gluten et nous avons pris rendez-vous avec l'ostéopathe de mon centre, qui lui a aussi parlé de l'option d'éliminer le gluten pour évaluer les effets.

Elle a finalement coupé le gluten pendant 3 semaines, pour tirer ses propres conclusions. Dans cette courte période de temps, elle a réussi à voir une énorme différence, me confirmant qu'elle n'avait pratiquement plus de douleur au réveil.

Faut-il embarquer dans cette mode « sans gluten »? Je ne pense pas que ce soit un virage à prendre pour tout le monde. Cependant, je crois que dans des cas de douleurs chroniques ou de problèmes digestifs chroniques, cela peut aider. Aussi, si vous avez vraiment de la difficulté à éliminer les kilos en trop, cela pourrait être intéressant à tester. En diminuant le gluten, vous diminuerez l'inflammation du système digestif et risquez de mieux absorber les nutriments que vous ingérez.

Il ne tient qu'à vous de prendre la décision de vouloir le tester et voir si cela est bénéfique pour vous. Pour approfondir le sujet et bien comprendre comment couper le gluten de façon sécuritaire, je vous invite à lire les ouvrages de Jacqueline Lagacé, notamment « Comment j'ai vaincu l'inflammation chronique par l'alimentation ».

Cependant, je vous mets en garde lorsqu'il s'agit de ce genre de pratique. D'autres auteurs, tels que Dr Willian L. Wolcott, auteur du livre « The Metabolic Diet » stipulent que l'aspect le plus important à prendre en considération lorsque vient le temps d'ajuster son alimentation et l'individualisation du menu. Selon lui, certaines personnes se sentent mieux lorsqu'elles mangent végétariens et d'autres se sentent mieux lorsqu'elles mangent plus de protéines et de graisses.

Pour ces raisons, je vous invite à tester différentes approches, mais à ne jamais religieusement implanter une philosophie dans vos habitudes de vie. Vous devez prendre le temps d'écouter votre corps par rapport aux changements. Car pour 10 personnes qui vous montreront des évidences positives du sans gluten, 10 personnes vous prouveront que c'est de la foutaise.

INGRÉDIENTS, ÉTIQUETTES NUTRITIONNELLES ET EMBALLAGES

La liste d'ingrédients est l'élément le plus important à regarder sur un emballage. C'est en fait la seule partie légiférée au Canada. C'est-à-dire qu'on peut indiquer ce qu'on veut sur un produit, même sur les informations nutritionnelles, tant et aussi longtemps que la liste d'ingrédients est listée par ordre de priorité. Règle d'or, moins vous avez d'ingrédients dans une liste, plus ça risque d'être bon pour vous. Pourquoi? Il a été démontré que de consommer des aliments entiers et non transformés augmente le métabolisme de repos et diminue la faim sur une période de 7 jours.[29]

Au départ, consommer des aliments entiers et limiter l'apport d'aliments transformés peut sembler difficile et radical. Par contre, si l'on additionne la chlorine contenue dans l'eau, le

---

[29] Barr SB and Wright JC. (2010) Postprandial energy expenditure in whole-food and processed-food meals: implications for daily energy expenditure. *Food Nutrition Res.* Jul 2;54.

sucre de votre jus, le sucre de votre yogourt, le sucre de vos céréales, ainsi que tous les agents de conservations, les liants, les additifs alimentaires et les colorants, ça fait beaucoup. Ajoutez à cela le stress de votre travail, une nuit de sommeil écourtée, une avant-midi sans manger (donc plus de 3 ou 4 heures), une consommation de gluten et/ou de produits laitiers excessive, ça commence à être énorme pour notre organisme.

C'est pourquoi je propose une alimentation simple, près de la nature, conçue pour donner au corps l'énergie qu'il mérite pour jouir pleinement de la vie. Je sensibilise aussi les gens sur l'intérêt de considérer les aliments biologiques. Pas nécessairement pour ce qu'ils contiennent de plus en vitamines et minéraux car ce n'est pas suffisamment clair dans la littérature, mais plutôt pour ce qu'ils ne contiennent pas: herbicides, fongicides, pesticides, etc. Vous n'avez qu'à regarder un reportage comme « Food Inc. » pour bien comprendre les rouages de l'agriculture conventionnelle.

L'utilisation des étiquettes nutritionnelles est bonne lorsqu'elle est utilité comme suit:

-Regardez la quantité proposée (Ex: 200 ml)
-Regardez la quantité de sucre (Ex: 19g pour 20g total)
-Regardez la quantité de protéine (Ex: 5g par bouteille)
-Regardez le type de lipide (2g, donc 1 saturé)

Exemple d'emballage pour un yogourt à boire aux fraises	
Étiquette nutritionnelle	**Mentions retrouvées sur l'emballage**
Pour 200 ml	Sans lactose
Calories 120	
Lipides 2 g	
- Saturés 1 g	
- Trans 0.1 g	**Liste d'ingrédients**
Cholestérol 10 mg	Lait écrémé, eau, sucre de canne, crème, protéines de lait et de lactosérum, purée de fraise, culture bactérienne active, jus de citron concentré, colorants et arômes naturels, amidon de maïs modifié, lactase.
Sodium 60 mg	
Glucides 20 g	
- Fibres 0 g	
- Sucres 19 g	
Protéines 5 g	Sans gélatine, sans agent de conservation, fait à partir de lait enrichi en vitamine D.

Voici un exemple de ce que l'on retrouve sur un emballage. L'étiquette nutritionnelle nous fait bien comprendre qu'un yogourt de 200 ml comme celui-ci contient principalement du sucre. En effet, il est possible de remarquer que pour les 20g de glucides, il y a 19g de sucres. Sur la liste d'ingrédients, il est possible d'observer que sucre de canne arrive en troisième, après le lait et l'eau. Les sucres seront donc issus du lactose et du sucre de canne, un sucre qui semble avoir une appellation naturelle, mais qui est en fait du sucre.

L'emballage risque aussi d'avoir son lot d'informations problématiques. Le terme « sans lactose » pourrait laisser croire que c'est santé, puisque la mode du « sans lactose » pourrait nous laisser entendre qu'un produit avec du lactose, c'est nécessairement mal.

Nous trouverons sur d'autres emballages différentes appellations telles que: naturel, faible en gras, fait à partir d'ingrédients naturels, sans gluten, etc. Le tout écrit en vert ou comportant un crochet à côté de celui-ci, dans le but de nous faire croire que c'est bon pour nous. J'ai réalisé à quel point l'emballage est problématique lorsque j'ai vu sur un emballage de barre de chocolat une mention: « Ingrédients naturels » avec un crochet vert à côté. Tout pour faire croire au consommateur qu'au fond, une barre chocolatée, ce n'est pas si pire. Nous savons bien qu'une barre qui contient une quantité de sucre excessive fera fluctuer notre glycémie, engendrant fatigue et fringales à répétitions.

CALORIES

Je ne le répéterai jamais assez, le calcul des calories est un concept bien désuet en matière de perte de poids et de santé. Ce n'est pas le nombre de calories qui importe, mais de quoi sont composées les calories que vous mangez. Ce n'est donc pas la quantité, mais la qualité et la proportion de celles-ci qui fera la différence. Entretenir l'idée que le calcul des calories est un concept clé en matière de perte de poids, c'est garder un constant effet d'addition et de soustraction en tête, qui, je trouve, est peu aidant. Ce concept est théoriquement vrai, mais mentalement peu utile pour vous aider à tenir la route dans cette aventure complexe et exigeante qu'est la santé. De plus, certains chercheurs démontrent maintenant bien que ce ne sont pas le nombre de calories que vous mangez qui est important, mais de quoi sont composées ces calories.

En effet, plusieurs personnes n'aiment pas manger des noix car celles-ci sont riches en calories. Par contre, une étude effectuée sur 11800 participants démontre que la consommation de noix de façon quotidienne (plus que 4 portions par semaine) n'est pas associée à une prise de poids.[30] Une autre étude effectuée sur 8 ans auprès de plus de 50000 femmes arriva à la même conclusion. [31]

DIGESTION

Vous devriez mettre une bonne partie de votre attention sur votre système digestif. Vous devriez tenter d'écouter le message qu'il vous envoie. Est-

---

[30] Martinez-Gonzalez M.A., Bes-Rastrollo M. (2010) Nut consumption, weight gain and obesity: Epidemiological evidence. *NMCD Jun;21, S40-5.* doi: 10.1016/j.numecd.2010.11.005

[31] Maira Bes-Rastrollo, Nicole M Wedick, Miguel Angel Martinez-Gonzalez, Tricia Y Li, Laura Sampson, and Frank B Hu, (2008) Prospective study of nut consumption, long-term weight change, and obesity risk in women. *The American Journal of Clinical Nutrition, Jun; 89(6), pages 1913-1919.*

il trop plein, ballonné, tendu, constipé, etc. Le système digestif vous donne exactement l'information dont vous avez besoin. Il vous dit si ce que vous mangez est bon pour vous, si vous le tolérez bien et si vous l'assimilez bien. Chaque fois que j'évalue une personne, je ne tiens presque jamais compte de ses réponses dans la section digestion, car la plupart des gens ne sont même pas conscients de ce qu'ils ressentent. Pour développer votre acuité sensorielle au niveau digestif, arrêtez vos activités, 20 à 30 minutes après votre repas, et prenez 10 grandes inspirations, en mettant votre attention sur votre système digestif. Vous ne devriez pas vous sentir plein, ni ballonné, ni endormi, ni lourd. Vous devriez sentir une bonne énergie. Vous pouvez également évaluer votre senti après 2 heures ou 2 heures et demie après votre repas.

Autre information importante, vous devriez aller à la selle à des heures régulières et celles-ci devraient être lisses et faciles à passer. Ces points de repère vous donneront un bon point de départ pour autoévaluer votre santé digestive.

PRENDRE LE TEMPS DE MANGER

Pour mieux digérer et mieux contrôler vos portions, prendre le temps de bien mastiquer est fondamental. Pour cadrer un peu le test de la mastication, je vous propose, à votre prochain repas, de prendre le temps de mastiquer 30 fois chacune de vos bouchées. C'est énorme pour certains et probablement une belle piste à investiguer si vous trouvez cela difficile. Pour d'autres, c'est déjà acquis.

De plus, si vous travaillez en même temps que vous mangez, vous diminuez considérablement votre capacité à manger des portions raisonnables, car vous ne porterez pas attention à ce que vous mangez et comment vous vous sentez. Prenez le temps de vous asseoir pour manger et appréciez ce que vous mangez.

Chapitre 16
Une bonne nutrition: en pratique

Maintenant que vous êtes conscients des éléments principaux sur lesquels vous devriez porter votre attention lorsque vous mangez, il faut désormais être capable de vous organiser pour mettre cela en place dans votre vie. À travers votre emploi serré du temps, vos soupers au restaurant, vos repas entre amis, tout en gardant une relation saine à votre démarche! Tout un défi!

PLANIFIER

La planification est probablement le point le plus important de ce chapitre. Vous devez prendre l'habitude de savoir quand vous ferez l'épicerie, quand vous aurez le temps de cuisiner et pour combien de repas vous devrez cuisiner. Rapidement, vous aurez une bonne idée de ce que vous devrez faire pour les prochains jours. Encore une fois, ce n'est rien de sorcier! Si nous observons les gens qui ont réussi à faire de leur santé une priorité, ils savent comment planifier leur alimentation dans la semaine.

Par exemple, vous pourriez réserver le dimanche et le mercredi pour faire vos courses et pour cuisiner. Ainsi, en cuisinant le dimanche, vous auriez 6 repas à préparer (dimanche soir, lundi midi, lundi soir, mardi midi, mardi soir, mercredi midi) et le mercredi soir vous auriez 4 ou

5 repas à préparer (mercredi soir, jeudi midi, jeudi soir, vendredi midi et vendredi soir). C'est normal que ce ne soit pas toujours parfait, mais en ayant un plan de match comme celui-là en tête, vous serez rarement mal pris et vous aurez plus de contrôle sur ce que vous mangez.

Sachez que nous mangeons souvent mal lorsque nous sommes mal pris. Gardez en tête que si vous mangez moins bien une semaine, ce n'est pas parce que vous êtes incapables, imbéciles ou attirés vers les mauvais aliments. C'est simplement car vous n'avez pas organisé votre semaine. Rien de grave!

FAIRE LES COURSES

Si vous changez votre façon de vous alimenter, vous devrez modifier vos habitudes d'achat. Lorsque vous êtes au supermarché, avez-vous déjà remarqué la répartition des aliments? Les rangées contiennent les desserts, les céréales sucrées, les boîtes de conserve, les liqueurs, les croustilles, les craquelins, etc. La viande, les fruits et légumes, les produits de la mer, les oeufs et les produits laitiers se retrouvent dans le périmètre de votre épicerie. Pour faciliter vos achats (en terme de temps et en terme de santé), parcourez le tour de votre supermarché, sans passer à travers toutes les allées. Ainsi, vous serez uniquement exposé aux aliments dont vous avez besoin. Si vous devez vous procurer quelque chose à l'intérieur d'une rangée, allez-y, mais ne prenez pas le temps de regarder chacun des items pour savoir si dame nature n'aurait pas inventé quelque chose de miraculeux depuis la dernière fois!

Autre idée, je vous invite à prendre l'habitude de fréquenter votre épicerie santé du coin. Aux États-Unis et au Canada anglais, on retrouve les chaînes « Wholefood » qui offrent une grande variété de produits locaux et biologiques. Au Québec, les supermarchés « Avril » commencent à prendre de plus en plus de place. Sinon, repérez votre épicerie santé du coin et prenez l'habitude de la fréquenter lorsque bon vous semble pour découvrir de nouveaux produits et faire des provisions de produits de qualité.

STRATÉGIE DE SIMPLICITÉ
En ce qui concerne les recettes et la préparation de la nourriture, je propose de garder les recettes simples. Il est peut-être difficile de simplifier ses repas lorsque l'on accorde une importance à la variété, le goût, les saveurs, la quantité. Sans dire que ces aspects de votre alimentation ne peuvent cohabiter avec une alimentation saine, il est toutefois plus complexe de changer nos habitudes alimentaires en cuisinant de façon trop complexe.

J'opte donc pour une alimentation simple, pratique, fonctionnelle et santé pour ma routine de semaine. Une alimentation simple, c'est une viande avec un peu de féculents de qualité, ainsi qu'une bonne portion de légumes à chacun de mes repas. Cela me permet de sauver du temps de préparation, de planifier facilement mes repas, de limiter mes fringales, de bien récupérer de mes entraînements, de me donner de la vitalité et de limiter mes fluctuations d'énergie dans la journée. Assaisonnez avec des épices, herbes, vinaigrettes maison et le tour est joué!

Par contre, je suis tout à fait conscient que pour plusieurs d'entre vous, c'est très difficile de manger de cette façon. Si vous désirez avoir des résultats durables, vous devez aimer ce que vous mangez. Pour ce faire, il vous faudra adapter des recettes. Pour bien adapter une recette, essayez d'abord d'identifier les sources de glucides, de protéines, de lipides et les légumes de celle-ci. Par la suite, essayez d'évaluer si la recette est suffisamment près de l'assiette santé présentée au chapitre précédent. Essayez de voir s'il est possible de rehausser la qualité de chaque ingrédient.

Par exemple, si c'est une recette de fajitas, essayez de trouver des tortillas de grains entiers. Remplacez le poulet par du poulet biologique et utilisez une salsa biologique ou faite maison. Remplacez la crème sure par du yogourt grec nature et essayez de prendre du fromage en dessous de 20% de matières grasses. Faites une salade à côté, avec un peu de poulet à l'intérieur de celle-ci puisqu'une fajita ne permet pas de contenir suffisamment de protéines pour vos besoins journaliers. Au début, ça demande du temps, mais vous vous habituerez.

Adapter une recette de fajitas	
Macronutritments	**Ce qu'on veut faire**
Protéines	Avoir suffisamment de protéines.
Glucides	Avoir des glucides à index glycémique faible. En avoir une quantité raisonnable dans notre assiette.
Lipides	Avoir des lipides de qualité.
Légumes	Avoir deux poings de légumes.

Macronutritments	**Où ils se trouvent**	**Quoi faire**
Protéines	Poulet	En ajouter dans la salade d'accompagnement en fonction de nos besoins.
Glucides	Tortillas, salsa	Prendre des tortillas de grains entiers et prendre une salsa biologique.
Lipides	Crème sûre, fromage	Remplacer par du yogourt grec. Si vous décidez d'enlever le fromage vous pourriez ajouter de l'avocat dans votre salade d'accompagnement.
Légumes	Laitue et tomate	Ajouter une salade d'accompagnement, car la quantité de légumes n'est pas suffisante.

Ainsi, comment adapteriez-vous un classique paté chinois? D'abord, il faut comprendre que les patates sont des glucides, la viande les protéines et lipides et le maïs, des glucides. Il manque donc une quantité de légumes à celui-ci et les patates blanches ont malheureusement un index glycémique élevé. Ainsi, en remplaçant les patates par des patates douces, en remplaçant le mais par une macédoine de légumes et en mangeant votre pâté chinois accompagné d'une salade, vous avez tout ce qu'il vous faut!

Ce principe est simple, mais il vous permettra d'être autonome dans la préparation de vos repas. Même si je vous donnais des recettes santé, si vous ne comprenez pas pourquoi elles le sont, vous seriez dépendants d'un livre de recettes toute votre vie. En ce sens, j'aime bien l'analogie du pêcheur. Même si je vous donne du poisson toute votre vie, vous serez plus autonome si je vous enseigne comment le pêcher.

GARDER LE PLAN DE MATCH SIMPLE

Je me rappelle avoir débuté une prise en charge avec une cliente qui désirait perdre du poids. Après 2 ou 3 séances, je sentais bien qu'elle avait de la difficulté à mettre en place les différentes stratégies nutritionnelles que nous avions discutées, puisque les résultats ne fonctionnaient pas comme prévu. Lors de

notre 4e ou 5e rencontre, elle est arrivée avec
2 magazines de recettes dans mon bureau et
m'a demandé comment mettre en place les
principes d'une saine alimentation à partir de
différentes recettes présentes dans ces
magazines. Quel casse-tête! Je lui ai proposé
exactement cette stratégie de simplicité, et elle
a perdu 11lb en 3 semaines, tout en allégeant
le stress perçu par la préparation des
différentes recettes. La stratégie de simplicité
était de voir à appliquer tel quel l'assiette
santé, avec une source de protéine, un
féculent et des légumes, au choix. À l'épicerie,
nul de besoin de chercher tous les ingrédients
nécessaires pour faire la recette proposée dans
le livre, simplement besoin de s'assurer qu'il y
a différentes sources de protéines (volaille,
porc, poisson, etc.), des fruits et légumes en
abondance et des féculents de qualité.

LA LOI DU 80/20

Cette loi est une loi aidant à la pérennité de vos
démarches. 80% du temps, optez pour la santé, la
vitalité, l'équilibre. L'autre 20%, ne vous en faites
pas trop avec votre alimentation. Je suis épicurien
moi-même; j'aime la bouffe, le bon vin, partager
des repas. Je ne m'empêcherai donc pas de
profiter de ce bonheur que la vie nous offre. Par
contre, ma routine est optimale.

Une bonne routine, c'est un déjeuner
efficace, des lunchs et collations optimales avec
des soupers optimaux la semaine, et pourquoi pas,

la fin de semaine aussi. L'autre 20%, c'est un repas client le jeudi, un souper entre amis le vendredi soir et un brunch en famille le dimanche matin. Cette loi fonctionne uniquement si votre routine est béton, donc si votre 80% est composé des points mentionnés ci-haut.

CULPABILITÉ

Comme je vous l'ai déjà dit maintes et maintes fois, il est primordial de conserver une relation saine avec l'alimentation. Si un alcoolique décide d'arrêter de boire, il ne touchera plus à l'alcool. Si vous avez des difficultés relationnelles avec l'alimentation, vous devrez quand même manger, ce qui rend le sujet plus délicat. Je discute quotidiennement de culpabilité avec mes clients. Nous nous sentons coupables lorsque nous faisons quelque chose que nous croyons ne pas devoir faire... comme manger de la crème glacée! Le fameux 20% vous permettra de mieux accepter ces aliments dans votre alimentation. Il s'inscrit dans votre équilibre mental et émotionnel, et c'est pour cette raison que je vous propose d'en profiter, sans vous culpabiliser. Profitez donc d'un bon repas du vendredi soir entre amis et le lendemain, déjeunez comme s'il ne s'était rien passé!

DÉJEUNER

Le déjeuner est un repas crucial dans la journée. Une étude a été effectué sur 57 adolescents où un groupe consommait un repas riche en protéines et l'autre plus pauvre en protéines. Le groupe ayant eu un apport plus élevé en protéines avait tendance à moins manger volontairement dans la journée, et montrait des signes d'amélioration de la composition corporelle. [32] Pour optimiser votre déjeuner, voici quelques aliments à mettre en place dans votre routine. Rappelez-vous qu'il n'y a pas d'aliments qui font perdre du poids, simplement des aliments qui donnent de la vitalité!

Privilégiez	Moins
Oeuf et/ou saumon fumé et/ou yogourt grec nature et/ou viande et/ou supplément de protéines	Lait, charcuterie, fromage
Pain de grains entiers ou céréales sans sucre ajouté ou fruit ou avoine	Yogourt avec sucre, jus, confiture, céréale commerciale, pain blanc, tartinade sucrée
Oeuf et/ou noix et/ou beurre de noix naturel	Bacon, saucisse, patate, fromage

REPAS PRINCIPAUX

Vos repas principaux, présentés selon la simpliste formule: « viande + féculents + légumes », devront être composés selon la table suivante. Gardez en tête que si vous n'avez jamais vraiment porté attention à votre alimentation, vous n'avez pas développé votre sens du jugement de façon instinctive sur ce que vous mangez. Je veux dire

---

[32] Leidy HJ, Hoertel HA, Douglas SM, Higgins KA, Shafer RS (2015) A high-protein breakfast prevents body fat gain, through reductions in daily intake and hunger, in "Breakfast skipping" adolescents. *Obesity Sep;23(9), pages 1761-1764.*

que si vous vous retrouvez dans un buffet où tous les types d'aliments sont mélangés, il sera moins facile de trier ce dont vous avez besoin de ce qui est moins bon pour vous. C'est pourquoi je vous propose d'adopter la formule de simplicité pendant une certaine période de temps pour vous habituer à bien vous habituer au genre de proportions dont vous avez besoin.

Privilégiez	Moins
Viande, volaille, poisson et fruit de mer, idéalement biologique.	Charcuterie, saucisse, lait et fromages, pâté
Féculant parmi les suivants: quinoa, riz, millet, patate douce, avoine. Produit de grains entiers ou intégral	Produit dérivé de la farine blanche (pain blanc, baguette, tortilla, pain naan, etc.), dessert, jus, yogourt sucrés, etc.
Légume, en variété et en quantité, idéalement biologique	Légume génétiquement modifié
Épice varié, huile d'olive, huile de coco, huile de chanvre, etc.	Mayonnaise, sauce et vinaigrette commerciale.

Chapitre 17

Pourquoi il ne faut jamais faire de régime sévère

Plusieurs d'entre vous ont probablement déjà suivi un régime. Pour saisir ce chapitre, nous devons avant tout clarifier ce qu'est un régime. J'entends ici par régime une restriction calorique et/ou alimentaire moyenne à sévère, visant à diminuer le poids perçu sur la balance sur un court laps de temps, sans qu'il y ait un réel souci d'apprentissage derrière la démarche.

Ce chapitre a comme unique but de vous sensibiliser à ne *jamais jamais jamais* faire ou refaire une telle démarche. Je sors mon pitch de vente sur l'anti-régime. Tenez-vous bien!

	Régime	Démarche en santé globale
Poids	Diminue rapidement	Diminue plus lentement
Perte de gras	Diminue rapidement	Diminue de façon variable en fonction du métabolisme de l'individu
Silouhette	Vous devenez une version plus petite de vous-même	En intégrant une activité musculaire, votre silhouette se modifiera

Composition corporelle	Le pourcentage de gras changera un peu	Le pourcentage de gras changera beaucoup
Déséquilibre enzymatique	Augmentation des enzymes lipogéniques (celles qui facilitent le stockage des graisses)	Augmentation des enzymes lypolitiques (celles qui facilitent l'utilisation des graisses comme énergie)
Niveau d'énergie général	Augmente dans les débuts, diminue au fur et à mesure que les carences se présentent pour l'organisme	Tend à augmenter au fur et à mesure de la démarche
Attention / Clarté d'esprit	L'attention est portée d'une façon plus ou moins maladive sur la nourriture et le poids. Le sentiment de culpabilité est facilement présent	L'attention est portée sur les actions plutôt que sur les résultats et l'individu vise à mieux comprendre ses actions pour trouver des solutions durables à ses problèmes.
Émotion	L'impression d'être dans une cage, dans une phase. Une telle démarche coupe en fait l'individu de ses émotions, ce qui ne permet pas une réussite durable	Impression de mieux comprendre les émotions qui semblent nuisibles.
Stress	Augmentation du stress lié à la rigidité de la démarche.	Diminution du stress dû au rééquilibrage du mode de vie de l'individu.

Santé hormonale	Déséquilibre de faible à sévère tout dépendant l'intensité et la durée de la démarche	Retour à l'équilibre des hormones de l'individu

Il est normal de vouloir perdre du poids et nous devenons très émotifs face à cette démarche. Nous prenons des décisions de façon rapide et peu rationnelle. De plus, l'industrie de la perte de poids est passée maître dans l'art de nous pousser à l'action lorsque nous sommes émotifs. Je vous le répète, la clé de la libération se situe dans votre capacité à prendre du recul sur vos pensées et vos patterns conscients et inconscients, à vous éduquer par rapport à vos habitudes, à donner un sens à votre démarche et vouloir évoluer en tant qu'individu.

Chapitre 18
Le bon type d'entraînement

L'activité physique… L'offre aujourd'hui est tellement grande et le marketing associé à cette offre laisse le consommateur dans un constant état de recherche de solution. CrossFit, Zumba, cours de groupe, programme de transformation, yoga, Pilates, course à pied, club de vélo et j'en passe. Chaque activité prône sa philosophie comme quelque chose de révolutionnaire. Cela est tout à fait normal, car ces révolutions apporteraient enfin la solution à ceux et celles qui n'ont pas été capables d'atteindre leur objectif. Soumis à toutes ces promesses, comment pouvons-nous faire un choix éclairé? Comment évaluer la bonne activité pour nous? Pour sélectionner l'activité physique qui nous convient, il faut comprendre comment le corps fonctionne et comprendre l'effet d'un type d'entrainement par rapport à un autre.

Je tiens à vous mentionner qu'il est très difficile pour moi de synthétiser ce chapitre. Comme je tiens à rester concis, certaines phrases sont plus difficiles à saisir. Pour ceux et celles qui ne connaissant pas vraiment l'entraînement, vous devrez peut-être lire 2 ou 3 fois certains passages.

ÇA DONNE QUOI, S'ENTRAÎNER?
Pourquoi devrions-nous nous entraîner? Pour continuer avec la théorie de l'évolution expliquée au chapitre sur le stress, disons que l'être humain a été conçu pour chasser sa nourriture et faire des

activités plus douces, comme la marche, le jardinage et des travaux ménagers. C'est donc dire que nous devrions prioriser une activité physique demandant un niveau d'énergie bref et intense et d'autres demandant un rythme plus lent, mais soutenu.

L'intérêt d'un individu pour une activité physique ne représente pas nécessairement ce qui est optimal pour lui. Il y a une différence entre mode de vie sain, performance et passion.

Par exemple, quelqu'un peut être passionné de marathons. Il peut avoir des douleurs au genou et dans le cou dû à son entraînement de course, mais ne veut pas nécessairement diminuer le rythme. Il se peut qu'il sente un léger épuisement en lien avec le volume d'entraînement, sa vie professionnelle et sa famille. Ça donne quoi, de courir 42km? Rien, à moins d'entretenir une passion. Courir 2 à 3 fois 30 minutes par semaine est largement suffisant pour maintenir une santé cardiovasculaire.

Quelqu'un peut aussi s'entraîner 6 fois 2 heures par semaine en musculation et suivre une diète hyper stricte pour monter sur une scène à 5% de gras. Pour ceux qui ne sont pas sûr de saisir c'est quoi 5% de gras sur une personne, disons que la couche de gras sur le ventre de celle-ci est aussi épaisse qu'une feuille. Ça donne quoi? Rien, sauf pour gagner à des fins de performances. Avoir une activité musculaire modérée 2 fois 45 minutes par semaine est largement suffisant pour avoir un mode de vie sain.

LE VÉLO, CE N'EST PAS BON POUR TOUT LE MONDE!

Patrick pratique le vélo depuis des années. Il a fait le sport-étude lorsqu'il était jeune et suite à ses études universitaires où il a fait partie de l'équipe cycliste, il a décidé de se concentrer sur son travail. Il est passionné par son sport et par son travail et semble être un modèle inspirant de bien-être et d'épanouissement. Encore aujourd'hui, à 37 ans, il fait entre 100 et 200 km de vélo par semaine.

Paul, un collègue de travail, n'est pas tellement actif. Sous l'influence de son collègue Patrick, il décide de se mettre au vélo. Pour Paul, faire 40 km de vélo après une journée de travail, ça ne demande pas le même effort que Patrick. Ainsi, alors que Paul désir améliorer sa condition physique, il se trouve à ressentir certaines tensions au bas du dos, aux épaules et aux hanches. Après 8 semaines à faire du vélo, il se trouve à être plus fatigué qu'énergique, contrairement à ce que son collègue Patrick lui a dit. Il abandonne l'idée de faire du vélo. Dans sa tête, il reste le « petit gros » qu'il a toujours été et se dit qu'être actif, ce n'est pas pour lui. En plus, dès qu'il lui reprend une motivation pour commencer à bouger, il ne prend pas action puisqu'il a peur d'être la risée de ses collègues, qui seraient témoins de son abandon futur.

ANALYSE DE LA SITUATION

Patrick n'a pas relativisé la place du vélo dans sa vie et dans son désir d'influencer positivement son entourage, il voulait que Paul puisse expérimenter le même bien-être que lui. Est-ce optimal pour la santé de Patrick? C'est bien, mais peut-être pas optimal, car tout sport pratiqué à haut volume comporte ses déséquilibres posturaux et ses risques de blessures. Par contre, comme il apprécie son sport et que cela lui fait du bien, c'est parfait.

Cependant, pour Paul, il aurait peut-être fallu procéder d'abord à l'évaluation de ses habitudes nutritionnelles. S'il a un surplus de poids, l'assiette aura priorité en tout temps sur l'activité physique. Par la suite, il aurait fallu demander à Patrick ce qu'il aime, pour lui permettre d'expérimenter quelque chose de positif avec l'activité physique. S'il fait du vélo et ne se sent pas bien, il n'entretient pas une bonne relation avec l'activité physique.

Si je vous donne ma propre définition de la place de l'activité physique dans ma vie et celle que je tente d'inculquer aux gens, c'est celle-ci:

« L'entraînement devrait viser à **développer** et **maintenir** des qualités **physiques** et **fonctionnelles** nécessaires au **fonctionnement optimal du corps** et au **bien-être subjectif** de celui-ci. »

Définition et place de l'activité physique dans votre vie	
Qualités physiques à développer et maintenir	Force musculaire, endurance musculaire, capacité aérobie, coordination, agilité, puissance.
Qualités fonctionnelles à développer et maintenir	Flexibilité, mobilité et stabilité articulaire. Fonctionnement optimal de la sangle abdominale (abdominaux), de la ceinture scapulaire (épaules) et de la ceinture pelvienne (hanches)
Fonctionnement optimal du corps	Intégration des qualités physiques et fonctionnelles dans la vie d'une personne en fonction de ses activités (rénovation, sports, passion, etc.)
Bien-être subjectif	Bien-être propre à une personne en fonction du type d'activité choisie (zumba, course, etc.)

DÉFINITION DES QUALITÉS PHYSIQUES

Les qualités physiques principales que nous retrouvons sont: force musculaire, endurance musculaire, capacité aérobie, coordination, agilité et puissance. Chaque type d'entraînement permet de développer une ou plusieurs de ces qualités. Par contre, si vous aimez la rénovation, ce serait une grave erreur de croire que celle-ci développera de la force musculaire. Il faut vous entraîner à développer cette force de la bonne façon pour vous permettre d'optimiser vos efforts quotidiens lorsque vous rénovez. Vous éviterez les blessures et l'épuisement quotidien dû à l'effort demandé. De plus, si vous êtes passionné de marche en forêt, les qualités physiques à développer ne seront pas les mêmes que si vous aimez la rénovation.

Cependant, une activité comme la marche développe en soi la qualité physique que l'on désire développer, soit l'endurance cardiovasculaire. Par contre, dans le cas de l'adepte de rénovation, le développement d'une force de base doit être soutenu par une structure d'entraînement plus concise pour supporter son activité.

DÉFINITION DES QUALITÉS FONCTIONNELLES
Au-delà des qualités physiologiques décrites plus haut, le corps doit être fonctionnel. C'est-à-dire qu'un individu doit être capable d'utiliser la bonne séquence musculaire au bon moment et de la bonne façon. Pour ce faire, il doit bien mobiliser ses articulations pour que sa posture permette un fonctionnement optimal au niveau biomécanique, sans risque de blessure. Pour résumer les qualités fonctionnelles, disons qu'il faut avant tout développer une sangle abdominale fonctionnelle et ensuite voir à équilibrer la ceinture pelvienne (hanches) et la ceinture scapulaire (épaules). Ensuite, il faut voir à intégrer ces différentes parties dans des mouvements plus globaux, tels

que les squats, les développés, les tirages, les torsions, les soulevés de terre et le patron de marche/course. Par exemple, lorsque vous sortez de votre auto, vous effectuez une fente, une torsion et un squat.

Un autre exemple est le redressement assis. Vous avez probablement déjà pratiqué cet exercice avec de bonnes intentions. Cependant, il ne permet pas au corps de mieux fonctionner dans un environnement où il doit être efficient à 360°, comme lorsque vous sortez de votre voiture. Nous devrions plutôt voir à éduquer la sangle abdominale pour qu'elle contracte la bonne séquence de muscles au bon moment, pour éviter les risques de blessures et se sentir plus confortable dans les gestes du quotidien (ex: prendre un bébé et le mettre au sol, déplacer un objet lourd, racler les feuilles, etc.). De plus, si nous regardons les positions que nous utilisons tous les jours — assis pour manger, assis pour lire, assis pour écrire, assis à l'ordinateur, assis pour conduire, assis pour regarder la télé — il est illogique pour le corps de se coucher sur le sol et de se redresser. Il est facile de comprendre qu'un redressement assis encourage un déséquilibre postural créé par notre style de vie. Cela diminue l'efficience du mouvement humain, et créé des déséquilibres risquant de provoquer des blessures. Même si les intentions étaient bonnes, le résultat ne suivra pas.

Un des avantages de voir l'entraînement divisé en qualités fonctionnelles, c'est qu'il donne un sens à votre entraînement. Si vous faites des redressements assis et que vous ne savez pas trop si c'est bon pour vous et que vous ne voyez pas trop de résultats, fortes sont les chances d'abandon. Par contre, si vous aimez marcher en forêt, nous pourrions travailler de façon plus structurée la stabilité pelvienne dans le but d'éviter les douleurs aux genoux et aux chevilles. Nous pratiquerions des exercices sur le plan transversal pour optimiser le patron de marche dans différentes situations. Cela vous permettrait de vous sentir plus efficace en marchant, ce qui vous encouragerait à continuer. Si votre désir est de simplement perdre du poids et de maintenir une composition corporelle optimale, il y a un paragraphe sur la transformation physique un peu plus loin.

DÉFINITION D'UN BIEN-ÊTRE SUBJECTIF

Comme mentionné dans les deux derniers paragraphes, les qualités physiologiques et fonctionnelles sont nécessaires au bon fonctionnement du corps. Par contre, nous nous entraînons aussi car cela nous fait du bien et cela reste subjectif d'un individu à un autre. Certains aiment courir, d'autres aiment le yoga, d'autres la musculation de façon plus classique, d'autres la Zumba, etc. Personnellement, j'adore la musculation. Devrais-je proposer à tout le monde ce type d'entraînement? J'y crois, mais je crois que le plus important est de se sentir bien dans notre entraînement et l'apprécier.

Dans ma définition du bien-être lié à l'activité physique, je ne crois pas que le dicton « No pain, No gain » soit un repère fiable pour le commun des mortels. Lorsque j'enseigne à mes clients comment s'entraîner, je ne veux pas qu'ils soient complètement épuisés après un entraînement. Je veux qu'ils entraînent leur corps et non qu'ils l'épuisent. Certes, repousser ses limites de temps à autre, lorsque l'énergie est présente, c'est correct. Mais je ne suggérerais pas un épuisement complet à chaque entraînement, à moins que vous soyez un professionnel ou que vous ayez les fonds nécessaires pour vous permettre de passer la majeure partie de votre temps à vous entraîner, manger et dormir. Je prends le temps de rappeler que si c'est une perte de poids que vous recherchez, c'est d'abord la nutrition qui fera 80% du travail.

L'IMPORTANCE DE LA RÉCUPÉRATION

Comme mentionné lors de la section sur le stress, peu importe le sens que vous donnez à votre entraînement, les qualités physiologiques ou fonctionnelles que vous aurez à travailler, le type d'entraînement que vous aimez ou vos passions sportives, vous devrez récupérer pour vous améliorer. Pour que cela ait les effets escomptés sur votre corps et votre santé, ce n'est pas l'entraînement en soi qui est si important, c'est votre capacité à récupérer de celui-ci.

Si vous vous rappelez le chapitre où j'aborde le concept du Yin et du Yang, il faut trouver un équilibre pour être en mesure de voir des résultats à moyen et long terme. Assurez-vous de dormir un peu plus, de manger mieux, de boire suffisamment d'eau, de méditer, de prendre du temps pour vous, de planifier des vacances, etc.

S'ENTRAÎNER À LA MAISON VS AU GYM

De mon point de vue, pour une santé et un bien-être optimal, tout individu devrait mettre en place un entraînement musculaire deux fois par semaine au minimum. Nous devrions avoir environ une activité cardio-vasculaire par semaine, et une activité plus régénératrice, comme le yoga, le tai-chi, le QI-qong.

En ce qui concerne l'entraînement musculaire, il est possible de s'entraîner à la maison avec très peu d'équipement. Quelques haltères, un ballon suisse, des élastiques et un tapis de sol suffisent pour mettre en place une routine permettant à tout le monde d'optimiser sa santé et son bien-être. Les avantages de s'entraîner à la maison: peu coûteux et très rapide, car il n'y a pas de déplacement.

Par contre, mon expérience me démontre que vous devriez réserver une pièce et l'aménager à votre goût pour être capable de rester motivé à faire votre entraînement à la maison. Si vous devez déplacer le canapé, sortir et gonfler votre ballon chaque fois et mettre votre tapis entre votre meuble de télé et la table d'appoint, la motivation risque de descendre en flèche. Si vous développez un intérêt plus marqué pour l'entraînement, il est certain qu'à moins d'investir un certain montant dans votre équipement et dans l'aménagement d'une salle, vous deviendrez limité dans les variantes possibles pour diversifier votre entraînement et continuer à progresser. Les gyms offrent des environnements très différents entre eux. Il reste à vous de voir où vous vous sentez bien si vous désirez adhérer à un centre.

Les centres de conditionnement physique, gyms ou salles de sport offrent des environnements et ambiances très variés. Nous retrouvons des salles où les culturistes sont très présents et où l'énergie du fitness se fait sentir. Pour le néophyte en matière d'entraînement, je doute fort que cet environnement soit celui vous permettant de vous sentir bien facilement. La musique est plus forte et les entraîneurs partagent des philosophies d'entraînements généralement plus rigides.

Nous retrouvons aussi les grandes chaînes de conditionnement physique. Celles-ci sont plus accueillantes que celles des culturistes, mais ont l'épineux défaut d'être remplies à craquer aux heures de pointe. Les entraîneurs, même s'ils sont bacheliers, offrent des approches et des visions de l'entraînement très différentes, influencées par leur propre passion: musculation, course, passé sportif, etc. Si votre entraîneur est passionné de course à pied, il vous influencera probablement à courir et son discours sera teinté des bienfaits de la course. S'il pratique le CrossFit, vos entraînements seront probablement influencés par des mouvements dérivés de l'haltérophilie et sous forme de circuit. Néanmoins, il est possible de trouver un entraîneur qui vous convienne et qui puisse vous amener à bon port.

Dans les 2 cas précédents, la seule chose que j'aime moins est que la plupart de ces endroits utilisent des machines et enseignent très peu le mouvement. C'est-à-dire que si on vous propose un exercice tel que le « Leg Press » (machine où l'on s'assoit et on pousse une plate-forme avec poids pour travailler les cuisses et les fesses), vous ne serez pas mieux outillés pour stabiliser votre tronc lorsque vous devrez déplacer un objet lourd, par exemple. L'être humain fonctionne sur 360° et il est important d'enseigner au corps les bonnes séquences musculaires à travailler pour mieux vivre. Si je suis assis sur une machine et que je travaille sur un seul plan d'entraînement, il n'y a aucun transfert dans mes activités quotidiennes.

Il existe aussi des centres pour femmes conçus pour « elle », qui peuvent offrir un environnement plus convivial, mais parfois moins stimulant pour certaines personnes.

Il y a aussi beaucoup de centres de CrossFit, qui sont de plus en plus popularisés par les CrossFit Games. Cet entraînement est très exigeant et requiert une certaine expérience, car les risques de blessures sont plus élevés qu'en faisant une routine de musculation classique. Je ne recommanderais pas ce type d'entraînement pour un débutant ou quelqu'un qui désire diminuer ses douleurs articulaires. Par contre, si vous recherchez un défi et désirez avoir un entraînement qui repoussera vos limites, c'est un excellent choix.

Il existe aussi différents centres où l'on offre une grande variété de cours de groupes. Si vous avez de la difficulté à vous stimuler seul et/ou n'aimez pas les centres de conditionnement physique, cela peut s'avérer une belle activité. Ce choix sera toutefois moins adapté à votre niveau de condition physique et vos limitations, puisque même si votre enseignant est très compétent, il est excessivement difficile, voire impossible, de personnaliser des exercices pour 25 personnes. Ne vous laissez pas leurrer par le nouveau cours de groupe tendance, il vous offrira de la variété, mais pas de révolution exceptionnelle.

De plus en plus, nous voyons naître des petits centres d'entraînement, comme celui que je dirige, moins gros et plus spécialisé dans une philosophie particulière. Il existe tellement de façons de mettre en place l'entraînement dans votre vie, gardez en tête qu'il est primordial de VOUS écouter, pour assurer VOS résultats et VOTRE bien-être.

POUR UNE TRANSFORMATION PHYSIQUE, LA MUSCULATION AURA TOUJOURS PLUS D'IMPORTANCE

Maintenant, si vous désirez perdre du gras et transformer votre silhouette, la musculation doit être votre priorité, avec évidemment une grande rigueur au niveau de votre alimentation. De mon expérience, les gens qui réussissent à vraiment perdre du poids de façon durable ont compris l'importance de manger des aliments non transformés et apprennent à se détacher émotionnellement de la nourriture. Ils développent une perception beaucoup plus fonctionnelle que sensorielle. C'est-à-dire qu'ils voient l'alimentation comme une façon d'optimiser le fonctionnement du corps humain, plutôt qu'un plaisir essentiel à l'accomplissement d'une journée. De plus, pour une réussite durable, l'alimentation doit être une source de vitalité et non pas de calories. Même avec cette vision de l'alimentation en tête, il est tout à fait possible d'apprécier des repas plus gastronomiques de temps à autre!

Comme je le répète depuis des années, le principe des calories, même s'il est scientifiquement prouvé, n'est pas un concept pour un individu aux prises avec un surplus de poids.

Après avoir compris cela et après avoir réussi à planifier vos repas dans votre semaine, l'entraînement musculaire deviendra votre deuxième priorité. La musculation possède cette qualité de transformer la façon dont votre corps métabolise l'énergie et transforme votre silhouette. De plus, la musculation vous permettra d'augmenter significativement la quantité de calories que vous brûlez après votre entraînement, car il élève le métabolisme pour les heures qui suivent. Pour une perte de poids légère à modérée, mes clients ont eu de très bons résultats à 2 entraînements par semaine. Si vous désirez réellement voir des changements au niveau de votre composition corporelle et votre silhouette, vous devriez trouver une façon de mettre en place une moyenne de 4 entraînements par semaine pour une durée d'environ 1 an, tout dépendant votre niveau de condition physique actuel et de vos objectifs.

Si la course vous fait perdre du poids sur la balance, le rapport entre votre masse musculaire et votre quantité de gras changera très peu, à moins d'être sévèrement en surpoids, et/ou de courir de façon excessive. L'entraînement cardio devrait être intégré de façon fonctionnelle, soit directement à l'intérieur de votre planification d'entraînement musculaire à l'aide de circuits, ou de façon classique en misant sur l'intensité plutôt que la durée.

Réussir à avoir une réelle transformation comme celle que l'on voit dans les publicités et les magazines, c'est excessivement exigeant. Ça demande du temps, de l'effort, de la persévérance, du courage, de l'intensité et de la constance. C'est tout à fait possible, mais sachez que cela est très difficile. Par contre, il peut être extrêmement satisfaisant de vivre cette expérience si vous en avez vraiment envie. De mon expérience, je vous recommande d'être suivi tout au long de votre démarche de transformation et d'être suivi après. Si le rythme de vie pour transformer son corps est extrême, il est important d'être épaulé lorsque nous devons faire une transition entre ce rythme de vie, notre peur de voir nos résultats s'envoler, et la réalité qui nous force à ralentir ce rythme.

L'IMPORTANCE DES OBJECTIFS SMARTS
Je vous fais un petit rappel sur la fin de l'exercice 1 présenté dans le début du livre. Je vous propose de définir clairement vos objectifs et qu'ils soient mesurables, pour être en mesure de voir si les changements que vous mettez en place dans votre vie fonctionnent. Si vous désirez renforcer cette démarche, le sens que vous y donnerez augmentera grandement vos chances de réussite.

À LONG TERME, L'IMPORTANT C'EST D'AIMER CE QU'ON FAIT
Vous l'aurez compris depuis le début de la lecture du livre, si nous sommes 7 milliards d'êtres humains sur cette planète, il existe 7 milliards de façons d'expérimenter l'activité physique. Peu importe quelle serait la meilleure pour vous, si vous désirez mettre en place quelque chose de durable, vous devez l'apprécier, ou apprendre à l'apprécier. Si vous désirez courir un 10km, mais que vous détestez courir, cela risque fort d'être temporaire, ce qui est peu souhaitable. Certes, un

entraînement spécifique vous permettra de développer des qualités physiques nécessaires à l'atteinte de vos objectifs, de votre idéal. Mais dans tous les cas, si vous ressentez des souffrances toutes les fois où vous désirez pratiquer cette activité, il sera difficile de la garder à long terme.

Chapitre 19

L'importance du sommeil

LE SOMMEIL ET LE SYSTÈME HORMONAL

Le sommeil est une variable excessivement importante dans la gestion de votre santé et de votre niveau de vitalité. Tout d'abord, un bon sommeil vous permet d'équilibrer votre système hormonal. En effet, les deux hormones principales en lien avec le sommeil sont le cortisol (hormone du stress) et la mélatonine. De façon générale, nous devrions sécréter plus de cortisol au lever et moins au coucher. Lorsque le soleil se couche, le niveau de cortisol diminue et le corps laisse place à la mélatonine, hormone du sommeil qui favorise la récupération. Par contre, comme nous l'avons vu dans le chapitre sur le stress, celui-ci tend à faire fluctuer nos niveaux de cortisol sanguin. Lorsque nous sommes stressés, il est parfois plus difficile de bien récupérer car ces fluctuations de cortisol diminuent la présence de mélatonine en soirée, essentielle à une bonne récupération.

Deux autres hormones auront une importance capitale dans la prise en charge de notre santé et de notre poids: la leptine et la ghréline. Ces deux hormones sont régulatrices de la faim. La leptine est sécrétée par nos cellules adipeuses, l'estomac, le coeur, le placenta et nos muscles. Elle diminue notre appétit. C'est donc elle qui induit l'effet de satiété, soit le sentiment de ne plus avoir faim.

La ghréline est sécrétée principalement par notre estomac et génère la faim. Même si nous ne comprenons pas exactement tous les mécanismes d'influence de ces hormones entourant la perte de poids, il a été démontré qu'une nuit de sommeil trop courte diminue les niveaux de leptine et augmente les niveaux de ghréline.[33] Avez-vous déjà remarqué que lorsque vous êtes fatigué vous avez tendance à manger davantage?

Les autres hormones qui seront affectées par un repos adéquat sont nos hormones de croissance naturelle (HGH, testostérone, etc.). Si vous désirez mettre en place une routine d'entraînement et voir des résultats, vous n'aurez d'autres choix que de bien récupérer pour optimiser vos résultats.

C'est pourquoi il faut être judicieux lorsque nous désirons mettre en place un programme d'entraînement. Certaines personnes iront au gym, coûte que coûte, qu'elles soient fatiguées ou non. Théoriquement, cela peut sembler logique, mais lorsqu'on y pense bien, cela n'a pas toujours du sens. Peut-être que vous seriez mieux de vous reposer, de bien manger, de méditer, et de remettre votre séance d'entraînement au lendemain. Lorsque nous sommes reposés, nous tombons dans un espace plus « anabolique », c'est-à-dire capable de faire place à la masse musculaire. Lorsque nous surchargeons trop notre corps de

---

[33] Pejovic S, Vgontzas AN, Basta M, Tsaoussoglou M, Zoumakis E, Vgontzas A, Bixler EO, Chrousos GP. Leptin and hunger levels in young healthy adults after one night of sleep loss. *J Sleep Res. 2010 Dec;19(4):552-8*

tâches, de travail, de stress et d'entraînement, nous tombons dans une zone dite « catabolique » c'est-à-dire moins propice au développement cellulaire.

Évidemment, un bon sommeil possède une foule d'autres avantages. Il vous permettra d'être de meilleure humeur, d'être plus concentré, etc. Ainsi, le sommeil est un point clé dans une démarche de santé à long terme.

OPTIMISER NOTRE SOMMEIL ET NOTRE ÉNERGIE

Avoir de la difficulté à bien récupérer peut être multifactoriel, évidemment. D'une part, l'ajustement de vos habitudes alimentaires permettra à votre système de mieux fonctionner. Il pourra ainsi reprendre une partie de l'énergie perdue dans la digestion et l'élimination de tout ce qui se trouve dans notre alimentation aujourd'hui. Si vous sentez vos batteries faibles, éliminer le sucre est sans aucun doute une première étape à franchir.

Par la suite, je vous propose de mettre en place la méditation de façon plus assidue dans votre vie. Pas à des fins de visualisation ou d'intégration d'une vertu, mais plutôt dans un but d'apaisement et de régénération. Pour ce faire, vous aurez avantage à pratiquer la méditation 20 minutes, 2 fois par jour. Le programme de réduction du stress basé sur la méditation pleine conscience du Dr Jon Kabat-Zin[34] suggère une méditation quotidienne de 45 minutes au matin. Dr Roger Marcaurelle, professeur associé au département de psychologie de l'Université du Québec à Montréal, propose plutôt de mettre à votre agenda 2 plages de 20 minutes. Soit une en début de journée, avant votre déjeuner et l'autre en fin d'après-midi, avant votre routine du soir. Vous devez commencer à voir la méditation comme une façon de se régénérer, pour ainsi améliorer la qualité de votre sommeil.

En effet, une étude a comparé deux groupes sur l'optimisation du sommeil sur une période d'un an. Le premier groupe a étudié et pratiqué la méditation pleine conscience et le deuxième a étudié et mis en pratique l'enseignement théorique d'une bonne hygiène du sommeil. Le groupe ayant pratiqué la méditation a eu une meilleure capacité à récupérer ainsi qu'une diminution des dérangements quotidiens liés à la fatigue et nuisibles à la qualité de vie des participants.[35]

AUTRES TRUCS POUR AMÉLIORER VOTRE SOMMEIL
Pour optimiser vos nuits de sommeil, voici quelques trucs et conseils.
- Tamisez les lumières après le souper

---

[34] Professeur émérite de médecine, fondateur de la Clinique de Réduction du Stress et du centre pour la pleine conscience en médecine de l'université médicale du Massachusetts

[35] David S. Black, et al. (2015) Mindfulness Meditation and Improvement in Sleep Quality and Daytime Impairment Among Older Adults With Sleep Disturbances. *JAMA Apr;175(4), pages 494-501*

- Favorisez la lecture à la télévision
- Assurez-vous que votre chambre soit complètement noire ou procurez-vous un masque de sommeil
- Assurez-vous d'avoir des glucides de qualité dans votre repas du soir

TRUCS POUR LE RÉVEIL

Ces trucs vous permettront d'augmenter votre niveau de cortisol sanguin au réveil. Ils permettront aussi de soutenir les glandes surrénales et de prévenir la fatigue de celles-ci due à une trop grande sécrétion de cortisol.

- Prenez une douche froide
- Mangez une bonne quantité de protéines et de graisses au réveil
- Consommez des oméga-3 en grande quantité (Jusqu'à 12g d'huile de poisson combiné par jour, pour maximum 30 jours, et ensuite réduire de moitié à chaque mois pour les 2 mois suivants). Jumelez cela à 400IU de vitamine E pour favoriser son absorption.

Section 3

Pourquoi ça ne fonctionne pas?

Chapitre 20
Manque de temps

Une des raisons souvent évoquée lorsque vient le temps de parler de santé et de mise en forme est le temps. Ce fameux temps. Cette variable universelle qui transcende votre localisation géographique, votre religion, votre sexe et votre âge. Cette seule vérité absolue, intangible et équitable entre chaque individu de la planète. Le temps, pure conception de l'être humain, représente une association entre la révolution de la Terre sur elle-même et autour du soleil. Nous avons décidé de trancher les révolutions autour du soleil en an, que nous avons divisé en mois, en journée et en heure. Au fond, le temps est un concept abstrait qui, aujourd'hui, semble nous nuire plus qu'il nous aide.

Personnellement, je ne tiens plus compte du temps. Certes, oui, dans l'organisation fonctionnelle de mes journées. Mais d'emblée, je calcule la vie. Je calcule mes journées en fonction de la mise en place de ce qui est important pour moi, de mes valeurs profondes. En fonction de ce que je veux réellement faire de mes approximatives 78 années que composeront ma vie. La vie n'est plus pour moi une séquence de jour et de nuit, de semaine et de mois en attente. En attente de finir ma journée de travail, en attente de tomber en week-end, en attente de terminer un mandant, en attente que mes enfants soient plus vieux, en attente d'acheter un chalet, en attente de tomber à la retraite. Le temps est pour moi une ligne continue où je tente d'aligner la direction de mes actions pour atteindre mes but et mes rêves. Parallèlement à cette planification, j'essaie de m'éduquer à mieux vivre le moment présent, pour profiter au maximum de toutes les subtilités de la vie que je peux apprécier si je prends le temps de les remarquer.

Vous êtes donc responsables, vous vous rappelez? Responsables de vos choix, de votre temps, de votre personne, de vos convictions, de vos rêves, de vos aspirations. Si vous manquez de temps pour faire ce que vous voulez, vous devez prendre du temps pour comprendre ce qui vous empêche de le faire. Par la suite, vous devrez prendre les décisions qui s'imposent en fonction de ce que vous désirez vivre. Vous savez, personne ne vous oblige à perdre du poids et/ou être en meilleure condition physique. C'est une décision que vous prenez par rapport à votre envie intrinsèque de jouir de la vie d'une meilleure façon.

Si vous manquez de temps pour avoir un mode de vie, je vous demande simplement si cela est vraiment important pour vous. Il se peut très bien que vous me répondiez non, puisque vous pouvez en ce moment profiter de la vie comme vous le voulez. Et à cela, je vous répondrai super. Car cela est maintenant clair, de vous à vous. Et c'est ce qui importe, que ce soit clair.

Par contre, il se peut que le soir vous vous posiez la tête sur l'oreiller en espérant que votre situation change. Si tel est le cas, vous devez vous imposer la responsabilité de prendre en main votre temps, et de prendre les décisions qui s'imposent pour être cohérent dans votre démarche... à votre rythme.

Qu'est-ce qui vous fait perdre du temps? C'est une bonne question. Peut-être que vos enfants vous prennent du temps, j'en suis convaincu. Votre travail aussi, sans aucun doute. Votre vie sociale un peu, probablement. Peut-être un peu trop stressé, un peu trop fatigué, un peu trop surchargé. Un somptueux mélange de toutes ces réponses laissant planer au-dessus de vos journées une vague impression d'être en retard avant même d'être levé. C'est à travers toutes ces raisons que je propose aux gens qui manquent de temps la solution suivante:

1. Prenez un moment pour vous demander ce qui est vraiment important pour vous. Dressez une liste de vos priorités.
2. Planifiez comment vous mettrez en place ces éléments dans votre vie.
3. Passez à l'action, osez prendre des risques.
4. Pratiquez la méditation. Des décisions plus éclairées vous aideront à sauver du temps.

Si vous manquez de temps, il se peut aussi qu'à travers votre envie constante de plaire à autrui, vous ayez laissé de côté les éléments qui comptent vraiment pour vous. Dans ce cas, nul besoin de vous juger. Je vous propose simplement d'ajuster vos pensées en vous permettant d'être au premier plan de votre vie. De vous centrer sur vos réels besoins et d'apprendre à les mettre en place avant la partie de hockey de votre conjoint, avant votre sortie entre filles, avant les demandes excessives de votre patron, avant les caprices royaux de vos enfants. Évidemment, cela reste un processus, où la première étape est la prise de conscience des éléments vraiment importants pour vous. Vous avez déjà entendu l'analogie des roches, des cailloux, du sable et de l'eau?

Dans l'analogie suivante, les grosses roches sont les choses vraiment importantes pour vous, les cailloux les éléments importants et le sable et l'eau les éléments qui ne sont pas ou peu importants. Si vous prenez un vase et que vous mettez 5 grosses roches à l'intérieur, vous pourrez ensuite remplir les trous avec des cailloux. Par la suite, l'espace restant pourra être comblé avec du sable, et par la suite de l'eau. Par contre, si on fonctionne à l'inverse, vous ne serez pas capable de mettre vos roches dans le vase. Si vous mettez de l'eau à la moitié du vase et ensuite mettez un peu de sable, vous ne pourrez jamais mettre la même quantité de cailloux et vos 5 roches. Si vos 5 roches représentent vos rêves de vie, les choses vraiment importantes pour vous et l'eau les éléments futiles que compose votre quotidien, il pourrait être intéressant de revisiter votre emploi du temps en fonction de ce que vous désirez vraiment.

Si vous vous levez et décidez de passer le balai, faire la vaisselle de la veille, nettoyer l'évier, ramasser le linge, préparer les lunchs, préparer les enfants, préparer le déjeuner pour votre conjoint(e), je parie que vous manquerez de temps. Vous concevez impossible de déjeuner et de méditer? C'est possible! Que représentent vos 5 roches?

Chapitre 21
Manque d'énergie et de motivation

Mis à part le temps, le manque d'énergie et de motivation sont des raisons qui justifient souvent l'absence d'activité physique. On me dit souvent « ça me prend un coup de pied au derrière ».

Définition de motivation: « Raisons, intérêts, éléments qui poussent quelqu'un dans son action; fait pour quelqu'un d'être motivé à agir. »[36]

Ainsi, manquer de motivation pour s'entraîner c'est manquer d'intérêt pour aller au gym, aller marcher, aller faire son yoga ou toute autre activité physique. La première étape est évidemment d'évaluer ses priorités à l'aide des différents exercices présentés tout au long de ce livre. Par la suite, il importe d'évaluer ses apports en énergie versus nos dépenses, selon le principe du Yin et du Yang.

Dans une journée, vous permettez-vous un certain apport en énergie? Si vous êtes exténués, car vous sentez que vous en faites trop, il est évident que la simple idée de s'entraîner ne vous traverse pas l'esprit. Vous ne vous sentez probablement pas motivé pour le faire. Je

---

[36] Motivation. Dans *Dictionnaire Larousse en ligne*. Repéré à définition motivation d'achat

comprends très bien que cela puisse paraître plus complexe pour certains, mais si vous vous responsabilisez sur ce qui vous entoure et que vous avez vraiment envie d'y arriver, vous serez capable de trouver un équilibre vous permettant de faire place à l'activité physique dans votre vie.

Dans un cas où une personne manque considérablement d'énergie, laissant place à des symptômes semblables à l'épuisement, burnout ou même dépression, la mise en place d'une routine de revitalisation devrait être votre priorité. Oubliez l'adage selon lequel l'activité physique augmente votre niveau d'énergie. Si j'étais vous, je miserais 100% de mon énergie sur la méditation, l'alimentation, la gestion du sommeil et la gestion de vos priorités. Pour la méditation, je la pratiquerais d'une façon optimale, soit 20 minutes au réveil et 20 minutes en fin d'après-midi, sur une période minimale de 8 semaines. La seule activité physique que je vous proposerais d'intégrer serait la marche ou la course, si vous avez déjà l'habitude de courir.

La perception que vous avez de la démarche est peut-être une autre cause de votre manque de motivation. C'est-à-dire que vous concevez l'implication plus grande qu'elle l'est réellement.

UN ENGAGEMENT EXCESSIF

François a réussi, en 2008, à perdre un poids record de 35 lb en 3 mois. Il était motivé plus que jamais, lui qui venait de se séparer. Il était donc au gym 5 à 6 fois par semaine et mangeait de façon exemplaire tout au long de la semaine, se permettant un seul repas de « triche » le samedi soir avec ses amis. Après 3 mois, il a ralenti le rythme et lorsqu'il a changé d'emploi, 9 mois après, il a complètement abandonné sa routine. Le stress occasionné au travail ne lui permet plus d'avoir un rythme de vie aussi structuré qu'il le faisait lors de sa transformation.

Aujourd'hui, en janvier 2016, il est plus lourd que lorsqu'il a débuté sa transformation en 2008. Découragé par l'investissement de temps et d'énergie que cela demande, il ne trouve pas la motivation de recommencer à bouger.

ANALYSE DE LA SITUATION

François manque-t-il vraiment de motivation? En fait, pour lui, tant que ce ne sera pas 6 entraînements par semaine avec une alimentation impeccable, ce ne sera pas suffisant. Lorsqu'il s'imagine en train de revivre cela, mais dans le contexte où il se trouve aujourd'hui, il se dit non motivé. La perception qu'il s'est forgée d'un mode de vie sain est déformée par son désir antérieur de transformation alimenté par sa séparation. Était-ce sain pour lui? À court terme, certes. De plus, il a probablement reçu une tonne de

commentaires positifs sur sa nouvelle
apparence et a senti la fierté que cela procure.
Par contre, à long terme, c'est un peu comme
si vous aviez gagné le million et qu'au bout de
8 ans vous vous retrouviez les mains vides.
Était-ce bien pour vous de gagner un million?
Sûrement, à court terme. Mais vous n'avez
pas appris à gérer votre argent. Ce qui, au
bout du compte, n'est pas très avantageux

La clé de votre succès repose dans votre capacité à vous autogérer en tant qu'être complexe.

Si vous ne vous sentez pas rejoint par l'exemple de François, l'exercice 2 est fondamental pour vous. Je vous propose de mettre l'activité physique dans une petite section de l'accomplissement de votre projet de vie. Elle fera ainsi partie d'un tout plus grand, et sera moins au premier plan d'une démarche qui vous semble peut-être vide de sens.

Chapitre 22

Apprendre à se connaître

Nous sommes la somme des 5 personnes que nous côtoyons le plus. Avez-vous déjà entendu cette expression? Dans la réussite de votre démarche, votre entourage aura une influence très importante sur votre succès. C'est par ailleurs ce qu'on me répète souvent. Que la mise en place d'un mode de vie sain est aliénant. Il nous donne l'impression de devoir nous couper socialement, de modifier ce que nous aurions envie de faire avec notre tendre moitié et de rebuter les vieilles habitudes que nos parents nous ont enseignées. Cela nous donne l'impression, avant même de commencer, que nous devrons nager à contre-courant pour les prochains mois.

I ~ WE ~ ALL

Le concept « I ~ WE ~ ALL » m'a été enseigné par Paul Chek dans le cadre son programme « Holistic Lifestyle Coaching ». C'est très simple, mais à la fois très puissant. I (Je) ~ WE (Nous) ~ ALL (Tous). J'explique souvent ce concept en faisant une comparaison caricaturale avec des mangeurs de noix.

L'HISTOIRE DES MANGEURS DE NOIX

Karine adore les amandes. Lors d'une soirée, Karine rencontre Patrick, un mangeur de cajou. Ils se mettent à parler ensemble et

passent une très belle soirée. Quelques jours
après, Patrick invite Karine à souper et lui
prépare un plat à base de cajou. Karine, qui
n'affirme pas son goût pour les amandes, mais
qui apprécie Patrick, mange le plat de cajou.
Patrick fut stupéfait de savoir que Karine
aime les cajous. Il décide donc d'inviter
Karine dans une soirée de dégustation de
cajous, avec d'autres mangeurs de cajous. Par
désir de plaire et de ne pas perdre l'attention
de Patrick, Karine passa la soirée à manger
des cajous avec lui et les autres mangeurs de
cajous. Plusieurs années passent et Karine se
met à s'ennuyer de ses amandes, elle qui
n'avait peut-être pas évalué à quel point elle
aimait les amandes. Par contre, Patrick
n'aime pas trop qu'elle veuille manger des
amandes, il n'aime pas ça et sait bien que
Karine est capable de manger de cajous.
Ainsi, depuis déjà quelques années, Karine va
à la rencontre de mangeur de cajous et mange
des cajous sur une base quotidienne avec
Patrick. Elle éprouve un certain « mal de
vivre », mais a de la difficulté à identifier la
source de ce mal-être.

Cette histoire toute simple vous permet
peut-être d'imager certaines situations de votre
vie. Karine (I), développe une relation (WE) et se
met a rencontrer un groupe (ALL). Évidemment,
cette analogie est trop simpliste par rapport à ce
que cela représente vraiment dans la vie. La vie est
beaucoup plus complexe et nécessite une réflexion

beaucoup plus grande qu'une simple sélection de noix.

I ~ APPRENDRE À SE CONNAÎTRE

Mettre en place un exercice de connaissance de soi est d'une force sous-estimée dans l'épanouissement et l'équilibre d'une vie. Si Karine avait fait l'exercice et avait compris l'importance des amandes dans sa vie, peut-être n'aurait-elle pas mangé le plat de Patrick ou du moins lui aurait fait part de son goût pour les amandes. Si elle ne sait pas à quel point manger des amandes est important pour elle, elle ne pourra jamais manifester cette préférence.

Pour améliorer votre connaissance de soi, vous pouvez répondre aux questions suivantes:
- À quoi êtes-vous bon?
- À quoi êtes-vous moins bon?
- Que représente le bonheur, et comment définissez-vous le succès?
- Qu'est-ce qui changerait positivement votre vie actuellement?
- Qu'avez-vous absolument besoin pour être heureux?
- Qu'est-ce qui est important dans l'amitié pour vous?
- Qu'est-ce qui est important en amour?
- Qu'est-ce qui est important au travail?
- Comment évaluez-vous votre capacité à comprendre les autres?
- Comment évaluez-vous votre capacité à répondre à l'adversité?

L'ouvrage de Daniel Goleman « L'intelligence Émotionnelle » est une façon extraordinaire de commencer un travail de réflexion sur soi.[37]

WE ~ RENCONTRER L'AUTRE

Alors que vous venez d'identifier vos forces, vos faiblesses, vos envies, vos besoins, et certaines croyances, il vous sera maintenant plus facile de vous adapter à la rencontre de l'autre. Vous n'aurez pas de confrontation avec votre inconscient, car beaucoup de choses seront plus claires à l'intérieur de vous et vous serez mieux outillés pour poser le bon geste au bon moment. Ces rencontres peuvent être avec une personne du sexe opposé, un collègue de travail, un ami, un voisin, etc.

Pour améliorer la façon dont vous communiquez, l'ouvrage de Thomas d'Ansembourg « Cessez d'être gentils, soyez vrais! » donne d'excellentes bases en ce qui concerne la communication non violente.[38]

ALL ~ CRÉER UN ENVIRONNEMENT QUI VOUS RESSEMBLE

Puisque vous vous connaissez mieux et avez pris le temps de tisser des liens avec des gens qui vous ressemblent, vous serez maintenant placé pour créer une communauté, un groupe de musique,

---

[37] Goleman D. (2003) *L'intelligence émotionnelle.* Les éditions J'ai Lu

[38] D'Ansembourg T. (2001) *Cessez d'être gentil soyez vrai!: Être avec les autres en restant soi-même.* Montréal: Les Éditions de l'Homme

une entreprise, une famille, etc. qui vous ressemble et qui partage le même système de valeurs que vous.

ÊTRE ÉGOÏSTE

L'égoïsme est d'emblée décrit comme un défaut. Par contre, utilisé de façon intelligente, il peut s'avérer un outil puissant à votre bien-être. Ce n'est pas parce que vous manifestez de l'égoïsme dans le but de satisfaire des besoins importants pour vous que vous laissez de côté votre altruisme ou votre générosité. Simplement, l'égoïsme décrit ici fait référence à votre capacité à dire non, à répondre à ces besoins que vous avez qui, s'ils ne sont pas satisfaits, entravent votre bien-être et votre bonheur. Suivant cette réflexion, comment, en tant que mère ou père de famille, que conjoint ou conjointe, qu'ami(e), que collègue de travail, vous serez capable de faire place au meilleur de vous-même si vous ne vous sentez pas comblé?

Cet égoïsme ne laisse pas place à l'égocentrisme ou le narcissisme, qui ramène plutôt tout à soi et ses besoins. Il fait plutôt place au laisser-aller et au respect de l'autre dans ses différences et ses besoins uniques, pour mieux se respecter dans nos différences et nos besoins.

L'égoïsme pourrait aussi laisser planer un manque de responsabilité d'un parent face à un besoin de son enfant, par exemple. Évidemment, l'implication d'un parent dans l'éducation de son enfant est essentiel, mais jusqu'à quel point faut-il aller? Ne vous inquiétez pas, ce n'est ni clair, ni noir, ni blanc. C'est plutôt sur une base réflexive que je vous invite à mettre en perspective vos besoins et votre gestion de ceux-ci.

Si vous êtes à combler les besoins de tous sans vous occuper des vôtres, vous n'aurez pas la capacité de donner une énergie de qualité à vos enfants, votre partenaire de vie, votre travail, votre santé, votre bien-être. Ce sentiment d'insatisfaction crée un déséquilibre important chez un être humain. À l'opposé, si vous agissez comme un narcissique, vous ne récolterez peut-être pas le bonheur de l'altruisme et du don, qui sont tout aussi importants dans l'épanouissement d'un individu.

Il n'y a pas de solution précise lorsque vient le temps d'améliorer la satisfaction de nos besoins. Je vous invite dans un premier temps à les éclaircir et à vous la façon dont vous vivez votre quotidien — votre « autopilote ». Si vous décidez de faire du ménage jusqu'à 23:00 chaque soir au lieu de prendre le temps de marcher, vous décidez de mettre de côté un besoin pour en satisfaire un autre. Qu'est-ce qui vous fera sentir mieux, une maison nettoyée au peigne fin ou une marche de 60 minutes? Est-il possible de laisser-aller un peu de l'un pour faire place à l'autre? Qu'est-ce qui est le plus important pour vous?

Chapitre 23

Pour les femmes: la ménopause

La ménopause est une période charnière, un tournant important dans l'évolution d'une femme. La ménopause peut, pour certaines femmes, commencer à faire son apparition dès l'âge de 35 ans. Pour bien la comprendre, comme les ovaires sécrètent moins d'oestrogènes, les cellules adipeuses, capables de libérer cette importante hormone, prendront le relais dans cette transition qu'est la ménopause.

Ainsi, il devient plus difficile de perdre du poids lorsqu'une femme est en ménopause. Le poids tend à s'emmagasiner à des endroits parfois indésirables. Pour un être humain, prendre du poids de façon inexpliqué et avoir de la difficulté à le perdre, c'est un cauchemar. La *SEULE* solution: une diète restrictive! (veuillez noter le sarcasme). En mettant l'organisme sous restriction sévère, nous le mettons en danger, surtout dans cette période de vie. Ainsi, plus fort vous tentez de perdre cette abominable graisse, plus vite, et plus volumineuse elle se manifestera à l'avenir... et plus difficile elle sera à perdre. La ménopause ne doit pas être perçue comme « une maladie dont vous devez vous départir, mais comme une période naturelle à être expérimentée. » [39]

Si cela vous interpelle, vous devez lire les ouvrages de Dr Debra Waterhouse. Ces ouvrages vous permettront de mieux comprendre comment cela affecte votre organisme et ce que vous pouvez faire pour mieux vivre cette transition. Pour vous sécuriser, chaque concept abordé dans le présent livre va dans la même direction que Dr Waterhouse.

---

[39] Waterhouse, D. (1998) *Outsmarting the midlife fat celle: winning weight control strategies for women over 35 to stay fit through menopause.* New York: Hyperion

Chapitre 24
J'ai de la difficulté à manger la même chose

Que répondriez-vous à votre fils qui vous demande constamment d'acheter un nouveau jeu sur son iPhone, car il vous dit qu'il a de la difficulté à jouer avec le même jeu trop longtemps? Que c'est vraiment nécessaire?

Que répondriez-vous à votre ado s'il vous dit qu'il doit constamment changer une pièce de voiture, car il a de la difficulté à conduire la même voiture trop longtemps? Que c'est vraiment nécessaire?

Que répondriez-vous à votre fille qui vous demande constamment de changer de linge, car elle ne peut porter trop souvent les mêmes morceaux? Que c'est vraiment nécessaire?

Vous me voyez venir. Non pas l'idée de réduire l'importance et le plaisir associé à la nourriture dans nos vies. Ni l'idée d'enlever ce côté festif et épicurien en vous. Non plus de vous dire que manger une salade de poulet, c'est tout ce qui est bon et que vous devriez en manger 5 fois par jour (C'est tellement faux!)

Mais que, comme les enfants et les adolescents, l'alimentation cadre dans une industrie qui nous fait percevoir des besoins créés de toute pièce par l'homme, à des fins de profitabilité et de perception du bonheur. Évidemment, vous serez beaucoup plus heureux lorsque vous aurez mangé cette nouvelle sorte de croustille à saveur « mac&cheese » (C'est fou les sortes de saveurs de croustilles disponibles en ce moment!). Que vous serez plus satisfait lorsque vous consommerez des plats prêts en 2 minutes vous permettant ainsi de prendre encore plus de boulot que vous en faites déjà.

Écoutez-moi bien, le but de ce livre n'est pas de vous dire ce que vous désirez entendre, mais de semer des graines qui pourraient vous faire prendre de nouvelles habitudes. Qui pourraient vous faire prendre conscience que la place de l'alimentation dans vos pensées et dans votre vie est peut-être trop grande pour tout ce que la vie a à nous offrir. Je veux que vous sachiez que l'industrie alimentaire n'est pas là pour nous permettre d'être en santé, mais pour faire des profits. (À quand les publicités de brocoli?)

Je ne sais pas si vous avez déjà voyagé dans des pays moins développés? Personnellement, j'adore l'Asie. En premier lieu parce qu'il y a beaucoup de surf, mais aussi parce que l'Asie m'a permis de comprendre que la simplicité, c'est puissant. Voir jouer des enfants avec une balle faite en branches, le sourire fendu jusqu'aux oreilles, en sachant qu'ils mangeront probablement du riz pour souper, comme à tous leurs repas, ça m'a transformé.

Combien de fois vos parents vous ont-ils dit que vous étiez chanceux d'avoir tout ce que vous avez? Ou combien de fois avez-vous répété cela à vos enfants? Développer une relation de simplicité avec l'alimentation, c'est puissant.

Je peux comprendre que vous manquiez parfois d'inspiration. Trouvez des recettes simples et ajustez-les comme l'exemple décrit dans le chapitre sur l'alimentation. Que vous trouviez que cela manque de goût, je peux comprendre. Mais sachez cependant que l'industrie met du sucre, du gras et du sel dans tout ce que nous consommons pour que nous rachetions ces produits. Et lorsque nous nous trouvons à manger des vrais aliments, conçus par dame nature et créés pour nous permettre de bien fonctionner, nous les trouvons fades.

Permettez-vous de vivre de façon plus naturelle, intéressez-vous à l'alimentation, pratiquez cette perception de simplicité et je vous promets que votre désir d'amener de la variété dans votre alimentation sera différent.

Et lorsque vous vous surprendrez en train de vous dire que vous avec l'impression de manger toujours la même chose, pensez à votre fille qui pourrait vivre avec ses jeans quelques mois de plus.

Conclusion

La route vers la vitalité est l'aventure d'une vie. Tout le monde aborde cette route à leur façon. C'est toujours dans l'ouverture et l'écoute de votre corps que je vous invite à mettre en place un mode de vie qui vous permettra d'être vous-même. Si nous devons trouver la force de changer, ce n'est pas dans le but de devenir quelqu'un d'autre, mais plutôt dans le but de changer les éléments qui nous empêchent d'être qui nous sommes vraiment.

Voici les deux questions qui ont inspirés ce livre: « Pourquoi cette personne n'est-elle pas capable de réussir? Que lui manque-t-il pour arriver à atteindre ses objectifs? ». C'est de cette façon que j'ai élargi ma conception de l'entraînement pour en arriver à créer une approche de santé globale permettant aux gens de vraiment s'améliorer. Pas uniquement au niveau physique, mais aussi au niveau mental et émotionnel.

La meilleure chose à faire suite à la lecture d'un livre comme celui-ci, c'est de prendre du temps pour penser. Allez dans un café du coin ou dans un parc qui vous inspire et prenez le temps de penser. Prenez le temps de réfléchir sur vous et votre vie. Prenez le temps d'être vrai avec vous. Demandez-vous, à la lumière des différents sujets abordés dans ce livre, ce qui vous permettrait d'avancer.

Et ensuite, planifiez. Mettez sur papier ce que vous croyez être les bonnes premières étapes pour vous. Vous saurez exactement quoi faire pour vous diriger vers ce que vous voulez.

Ce que je trouve dommage, c'est de lire un livre et de se dire « Ça fait tellement de sens », puis retourner dans ses vieilles habitudes, sans changer. Évidemment, lire quelque chose c'est bien, mais il faut l'expérimenter. Avez-vous déjà entendu l'adage suivant?

« Si tu me le dis, j'oublie
Si je le vois, je me souviens
Si je le fais, j'apprends »

En lisant ce livre, vous venez de voir quelque chose. Vous vous souviendrez que ça a du sens. Mais pour vraiment apprendre et évoluer, vous devrez le faire et sortir de votre zone de confort. Pour expérimenter quelque chose de différent.

De mon expérience, certaines personnes ont besoin de changement radical et d'autres ont besoin de changement progressif. Il n'y a pas de meilleure façon de faire, il n'y a que la bonne façon pour vous. Ainsi, rassemblez les éléments de la section 2 sur lesquelles vous voulez travailler et faites-vous un plan de match personnalisé, qu'il soit strict ou non. Permettez-vous de voir où cela vous mène. Si vous n'êtes pas capable de le suivre, ne vous jugez pas. Essayez de voir ce qui fait en sorte que vous n'avez pas été en mesure de le suivre. Vous obtiendrez alors d'autres pistes de solutions.

Utilisez le concept du Yin et du Yang et des 4 piliers d'une santé durable pour essayer de voir où se trouvent les déséquilibres de votre mode de vie actuellement. Ces déséquilibres seront un bon point de départ pour réfléchir aux changements à apporter.

Votre plan de match pourrait être de couper votre consommation du gluten, de produits laitiers et de sucre, de vous entraîner en musculation 2 fois par semaine et de faire un jogging par semaine. Ou alors de pratiquer la méditation et de prendre conscience de vos émotions dans la journée, dans le but de mieux communiquer. Ou encore de simplement diminuer le sentiment de culpabilité qui vous habite par rapport à l'alimentation. Peu importe ce que vous désirez de mettre en place comme changement dans votre vie, il vous permettra d'évoluer.

Pendant que vous suivez le plan de match, mettez l'attention sur votre corps physique. Comment vous sentez-vous lorsque vous mettez ces éléments en place dans votre vie? Plus d'énergie, meilleur sommeil, plus de libido, meilleure gestion des émotions?

La pire erreur serait de mettre l'attention sur la balance et votre poids, car celui-ci n'est pas un point de référence absolu sur votre réussite ou votre échec. Je veux que vous compreniez l'importance de vous centrer sur votre corps plutôt que sur un chiffre, un tour de taille ou l'opinion des autres (quoiqu'il faut tout de même savoir l'apprécier lorsqu'on se fait complimenter!). Lorsque vous mangerez de la pizza, prenez conscience du mal de ventre et du manque d'énergie que vous ressentirez au lieu de vous peser le lendemain matin et vous sentir coupable.

Ensuite, ajustez le paragraphe du chapitre 1 pour qu'il colle à votre plan de match. Il est normal que celui-ci ait peut-être changé en cours de route. Lorsqu'il sera prêt et qu'il vous motivera, fermez vos yeux et visualisez le résultat.

Vous croyez-vous vraiment capable de réussir? Quand vous vous visualisez, quel est le senti qui vous habite? Il se peut que vous vous sentiez capable, il se peut que vous sentiez que ce soit impossible à atteindre. Il se peut que votre paragraphe ne fasse pas de sens pour vous. Il se peut aussi que vous trainiez avec vous de vieilles émotions et croyances ancrées en vous qui ne vous permettent pas de réussir. Des croyances du genre: « Je n'en vaut pas la peine - Je ne peux pas vivre heureux(se) - Je ne vaut rien - Je ne mérite pas d'être mieux que les gens qui m'entourent ».

Ces croyances génèrent des émotions qui vous limiteront constamment dans l'atteinte de vos rêves. Si ce livre ne vous permet pas de franchir un nouveau pas dans l'atteinte de votre vitalité, un travail profond sur ces croyances devra être effectué. Ce sera d'ailleurs le travail que je continuerai de vous proposer dans les prochains ouvrages.

Bonne transformation!

Remerciements

Je tiens à remercier chacun de mes clients qui m'ont fait confiance et qui ont expérimenté avec moi les différentes approches que j'ai testés au fil du temps. Je tiens aussi à remercier Mia-Rafael, ma copine, qui doit composer avec un être hyperactif de projets. Merci de ta compréhension, de ton support, et de ton amour. Merci à Lucie-Claire, qui m'a permis de développer un style littéraire simple à l'aide ses conseils et de son temps. Disons que l'ouvrage présenté est très, très loin de sa première version. Merci aussi à ma soeur Catherine qui a mis du temps pour m'aider à améliorer le ton du texte. Tu m'as permis de rendre ce livre beaucoup accessible. Merci à mes parents, Gérard et Marielle, de m'avoir donné le support nécessaire au fil des ans.

Ce livre a été pour moi un réel plaisir à écrire. Il m'a permis, en tant que professionnel, de faire le point sur les 10 premières années de pratique de mon métier. C'est très difficile pour moi d'expliquer comment je vois mon travail, car je ne crois pas que beaucoup d'entraîneurs personnels trouvent pertinent d'enseigner la méditation ou de faire des exercices de développement personnel pour être en meilleure santé.

Surtout depuis les 3 dernières années, j'ai vraiment dû exposer la vision de mon travail au grand public pour faire connaître ma philosophie et cela est extrêmement complexe. Il est ardu dans un seul article de blogue, un seul vidéo, un seul article journal, ou une seule entrevue télé d'expliquer la complexité d'une telle vision. C'est en partie cette raison qui m'a poussée à écrire un livre. Pas parce que je crois avoir fait des découvertes révolutionnaires ou avoir mis sur pied une approche réglant tous les maux. Simplement pour que vous puissiez comprendre les différents outils qui vous permettront de mieux vivre, dans un contexte élargi de santé, regroupant activité physique, nutrition, sommeil, gestion du stress, développement personnel, communication, éveil et méditation.

Comment pratiquer la méditation

Dans un cadre de santé global, la méditation est pour moi un outil de choix pour améliorer plusieurs facettes de votre santé et de votre vie. Cela demande peu de temps, peu d'effort et pas d'outils. J'espère que vous avez pu comprendre en quoi cela pourrait être bénéfique pour vous dans votre capacité à mieux vivre.

Idéalement, je vous propose de méditer 2 fois 20 minutes par jour: à jeun le matin et vers la fin de l'après-midi. Si les 20 minutes vous semblent longues, faites-le 15 ou 10 minutes. Je vous invite à vous rapprocher le plus possible de 20 minutes et de tirer vos conclusions.

Il existe de nombreuses façons de méditer et d'expérimenter la pleine conscience dans nos vies. Selon Dr Marcaurelle, il est intéressant de diviser en 3 catégories les objectifs d'une séance de méditation:[40]

- L'apaisement: permettant la diminution générale d'un surplus de fatigue et de stress à des fins de revitalisation globale.
- L'observation: basée sur le concept de la pleine conscience où nous sommes centrés sur une

---

[40] Marcaurelle, R. (2016) *Enseigner la méditation pleine conscience: Outils pratiques et compréhension de l'interface psychologie et spiritualité - Volet 1.* Page 37

tâche ou une activité particulière dans le but d'en améliorer son expérience et de mieux vivre.

- L'assimilation: impliquant l'assimilation d'une vertu ou d'une qualité lors de la séance de méditation.

Dans le cadre de ce livre, je vous propose de mettre votre attention sur l'apaisement. Cette façon de méditer vous permettra d'améliorer votre sommeil, de diminuer votre niveau de stress général et d'augmenter de façon significative votre appréciation de la vie.

Une séance de méditation ne doit pas être parfaite. Il est impossible de ne penser à rien, et tel n'est pas le but de la méditation. Nous devons viser à faire une pratique correcte de la méditation, c'est-à-dire une pratique qui suit les 4 étapes suivantes:

- Mettre l'attention sur la respiration
- Être absorbé par une pensée
- Prendre conscience que nous pensons
- Ramener l'attention sur la respiration

Il est normal de penser, il ne faut donc pas voir à chasser les pensées mais plutôt à les observer et tendre à nous dissocier progressivement d'elles en ramenant notre attention sur notre respiration.

Lors de la pratique, il est aussi important de mettre en place ces 4 étapes sans effort, c'est-à-dire sans lutter de façon excessive pour limiter les pensées. Cela pourrait causer un abandon de la démarche, de l'impatience ou des maux de tête. C'est aussi en ce sens que nous ne visons pas la pratique parfaite. Le but n'est pas d'être parfaitement centré sur notre respiration, mais plutôt de mettre ces 4 étapes en pratique et à le faire sans effort.

Lorsque vous désirez méditer, assurez-vous d'être dans un environnement relativement calme pour débuter. Par la suite, le bruit pourra être présent sans problème, mais il est plus simple de débuter dans un endroit calme. Assoyez-vous sur une chaise, allongez votre colonne vertébrale sans vous appuyer sur le dos de votre chaise, fermez les yeux, et commencez à mettre votre attention sur votre respiration. Suivez le cycle des 4 étapes sans effort et respirez normalement pendant les 20 minutes.

En ce qui concerne le temps de pratique, je vous suggère de mettre une sonnerie douce à très faible volume pour annoncer la fin de votre pratique. Lorsqu'elle sonnera après 20 minutes, prenez 2 minutes pour remonter à la surface. Pendant ces 2 minutes, laissez vagabonder vos pensées de façon arbitraire.

Si vous désirez pratiquer plus sérieusement la méditation, je vous propose de vous faire suivre par un enseignant qui saura vous accompagner dans l'implantation de cette habitude de vie.